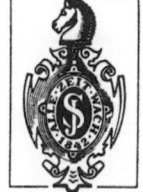

H. G. Bender W. Distler (Hrsg.)

Der Beckenboden der Frau

Mit 52 Abbildungen und 6 Tabellen

Springer-Verlag
Berlin Heidelberg New York
London Paris Tokyo
Hong Kong Barcelona
Budapest

Prof. Dr. med. Hans Georg Bender
Universitäts-Frauenklinik
Theodor-Stern-Kai 7, W-6000 Frankfurt am Main 70, BRD

Prof. Dr. med. Wolfgang Distler
Frauenklinik, Elisabeth-Krankenhaus Rheydt
Hubertusstraße 100, W-4050 Mönchengladbach, BRD

Die Deutsche Bibliothek – CIP-Einheitsaufnahme
Der Beckenboden der Frau: mit 6 Tabellen / H. G. Bender; W. Distler (Hrsg.). – Berlin; Heidelberg; New York; London; Paris; Tokyo; Hong Kong; Barcelona; Budapest: Springer, 1992
ISBN-13: 978-3-642-77035-7   e-ISBN-13: 978-3-642-77034-0
DOI: 10.1007/978-3-642-77034-0

NE: Bender, Hans G. [Hrsg.]

Dieses Werk ist urheberrechtlich geschützt. Die dadurch begründeten Rechte, insbesondere die der Übersetzung, des Nachdrucks, des Vortrags, der Entnahme von Abbildungen und Tabellen, der Funksendung, der Mikroverfilmung oder der Vervielfältigung auf anderen Wegen und der Speicherung in Datenverarbeitungsanlagen, bleiben, auch bei nur auszugsweiser Verwertung, vorbehalten. Eine Vervielfältigung dieses Werkes oder von Teilen dieses Werkes ist auch im Einzelfall nur in den Grenzen der gesetzlichen Bestimmungen des Urheberrechtsgesetzes der Bundesrepublik Deutschland vom 9. September 1965 in der jeweils gültigen Fassung zulässig. Sie ist grundsätzlich vergütungspflichtig. Zuwiderhandlungen unterliegen den Strafbestimmungen des Urheberrechtsgesetzes.

© Springer-Verlag Berlin Heidelberg 1992
Softcover reprint of the hardcover 1st edition 1992

Die Wiedergabe von Gebrauchsnamen, Warenbezeichnungen usw. in diesem Werk berechtigt auch ohne besondere Kennzeichnung nicht zu der Annahme, daß solche Namen im Sinne der Warenzeichen- und Markenschutz-Gesetzgebung als frei zu betrachten wären und daher von jedermann benutzt werden dürften.

Produkthaftung: Für Angaben über Dosierungsanweisungen und Applikationsformen kann vom Verlag keine Gewähr übernommen werden. Derartige Angaben müssen vom jeweiligen Anwender im Einzelfall anhand anderer Literaturstellen auf ihre Richtigkeit überprüft werden.

Satz: K+V Fotosatz GmbH, Beerfelden
21/3130-543210 – Gedruckt auf säurefreiem Papier

*Herrn Professor Dr. med. Lutwin Beck
zum 65. Geburtstag*

Vorwort

Der Beckenboden – Anatomie und Funktion kommt in der Gynäkologie und Geburtshilfe eine wichtige Bedeutung zu.
 Daraus erklärt sich das große Interesse an einem sich weiter entwickelnden Verständnis für dieses Funktionssystem. Bisher ist es in seiner Komplexität unter diagnostischen und therapeutischen Aspekten nur schwer vollständig zu erfassen. Dies ist Folge der Tatsache, daß die Kombination mehrerer Muskeleinheiten sowie Band- und Bindegewebszüge, deren Beziehungen zu Harnblase, Harnröhre und Rektum, sowie die physiologischen Abläufe in den Einzelkomponenten eine außerordentliche Variationsbreite in der funktionellen Auswirkung zur Folge haben.
 Deshalb besteht immer wieder Bedarf und Interesse an einer aktuellen Bestandsaufnahme, inwieweit reproduzierbare, differenzierte diagnostische Methoden Hilfen für die tägliche Praxis bieten können.
 Mit Unterstützung durch mehrere Experten haben wir versucht, die Grundlagen der normalen und gestörten Beckenbodenfunktion, der Harninkontinenz der Frau und weitere Aspekte im Zusammenhang mit der Funktion des Beckenbodens akutell darzustellen.
 Dieser Band ist Herrn Prof. Dr. Lutwin Beck, Direktor der Universitäts-Frauenklinik Düsseldorf, zur Vollendung seines 65. Lebensjahres gewidmet; seine Arbeiten zur Anatomie der Harnblase der Frau und zur funktionellen apparativen Diagnostik haben grundlegende Bedeutung für das heutige Verständnis des Beckenbodens und insbesondere der Harnblasenfunktion. Langjährige kollegiale Freunde und Schüler haben – teilweise mit der Unterstützung ihrer Mitarbeiter – eine aktuelle Übersicht zum Gesamtthema zusammengestellt, die auf dem derzeitigen wissenschaftlichen Kenntnisstand beruht.

Frankfurt/Main	H. G. Bender
Mönchengladbach-Rheydt	W. Distler
Januar 1992	

Inhaltsverzeichnis

W. Schröder und H. G. Bender
Phylogenetische Aspekte 1

H.-G. Schnürch und H. G. Bender
Normale und pathologische Anatomie
des Beckenbodens 7

W. Distler
Wirkung von Hormonen auf den Beckenboden
der Frau 25

G. Kindermann und G. Debus-Thiede
Diagnostik der Beckenbodenanatomie und -funktion
einschließlich bildgebender Verfahren 35

Th. Schwenzer und H. G. Bender
Therapieprinzipien bei Störungen
der Beckenbodenanatomie und der Harninkontinenz
der Frau 49

U. Haller
Diagnostik und Therapie des Vaginalstumpfprolapses   71

H. G. Bender und H.-G. Schnürch
Der Beckenboden bei Eingriffen
in der gynäkologischen Onkologie:
Möglichkeiten der Rekonstruktion 83

B. Schüßler, Th. Dimpfl, H. Hepp
Der Einfluß der Geburt auf die Funktion
des Beckenbodens 97

A. Rempen und K.-H. Wulf
Die Kopfbelastung des Feten
während der Beckenpassage bei normaler Geburt . . 109

H. Molinski
Psychosomatische Aspekte des Beckenbodens 125

Sachverzeichnis 139

Mitarbeiterverzeichnis

Prof. Dr. med. H. G. Bender
Universitäts-Frauenklinik
Theodor-Stern-Kai 7, W-6000 Frankfurt am Main 70, BRD

Dr. med. G. Debus-Thiede
I. Frauenklinik, Universität München
Maistraße 11, W-8000 München 2, BRD

Dr. med. Th. Dimpfl
I. Frauenklinik, Klinikum Innenstadt
Universität München
Maistraße 11, W-8000 München 2, BRD

Prof. Dr. med. W. Distler
Frauenklinik, Elisabeth-Krankenhaus Rheydt
Hubertusstraße 100, W-4050 Mönchengladbach, BRD

Prof. Dr. med. U. Haller
Departement Frauenheilkunde, Universitätsspital
Frauenklinikstraße 10, CH-8091 Zürich, Schweiz

Prof. Dr. med. H. Hepp
Frauenklinik, Klinikum Großhadern
Marchioninistraße 15, W-8000 München 70, BRD

Prof. Dr. med. G. Kindermann
I. Frauenklinik, Universität München
Maistraße 11, W-8000 München 2, BRD

Prof. Dr. med. H. Molinski
Universitäts-Frauenklinik
Moorenstraße 5, W-4000 Düsseldorf, BRD

PD Dr. med. A. Rempen
Universitäts-Frauenklinik
Josef-Schneider-Straße 4, W-8700 Würzburg, BRD

PD Dr. med. H.-G. Schnürch
Universitäts-Frauenklinik
Theodor-Stern-Kai 7, W-6000 Frankfurt am Main 70, BRD

OA Dr. med. W. Schröder
Zentrum der Frauenheilkunde und Geburtshilfe
Klinikum der Johann Wolfgang Goethe-Universität
Theodor-Stern-Kai 7, W-6000 Frankfurt am Main 70, BRD

Prof. Dr. med. H. Schüßler
Frauenklinik, Klinikum Großhadern
Ludwig Maximilians-Universität
Marchioninistraße 15, W-8000 München 70, BRD

PD Dr. Th. Schwenzer
Universitäts-Frauenklinik
Moorenstraße 5, W-4000 Düsseldorf, BRD

Prof. Dr. med. K.-H. Wulf
Universitäts-Frauenklinik
Josef-Schneider-Straße 4, W-8700 Würzburg, BRD

Phylogenetische Aspekte

W. Schröder und H. G. Bender

Das sich hinter dem trivialen Begriff „Beckenboden" verbergende komplexe Funktionssystem ist schon immer auf Verständnisschwierigkeiten gestoßen und bis heute nicht in allen einzelnen Zusammenhängen geklärt. Ein Weg, sich dem besseren Verständnis von Anatomie und Physiologie des Beckenbodens zu nähern, bestand in dem Versuch, Veränderungen im Verlauf der Entwicklungsgeschichte systematisch zu erfassen und zu erklären. Dabei kommt insbesondere den phylogenetischen Aspekten und der Feststellung und Interpretation der Veränderungen Bedeutung zu, die sich im Zusammenhang mit dem Übergang zum aufrechten Gang ergeben haben. Allerdings bestehen Zweifel an einer durchgehenden entwicklungsgeschichtlichen Linie auf den Menschen zu und an der Einordnung einzelner Glieder in diesen Prozeß. Unter den Wissenschaftlern dieses Forschungsgebietes herrscht Uneinigkeit hinsichtlich der Definition und Bedeutung gemeinsamer Vorfahren von Mensch und Tier, insbesondere weil das unter phylogenetischen Gesichtspunkten wichtige „missing link", das „fehlende Glied", in der entwicklungsgeschichtlichen Übergangskette vom Tier zum Menschen bis heute nicht zweifelsfrei identifiziert werden konnte und von einigen Wissenschaftlern bezweifelt wird, daß dies überhaupt möglich ist.

Den Gedanken Charles Darwins folgend entwickelte sich der neuzeitliche Mensch, der zusammen mit Halbaffen, Affen und Menschenaffen die Ordnung der Primaten bildet, im Rahmen eines evolutionären Prozesses mit dem Ziel einer besseren Anpassung an bestehende Lebensräume. Evolution bedeutet demnach auch gleichzeitig Selektion; und so erscheint es nur logisch, daß die Entwicklungsgeschichte des Menschen keiner geraden Linie folgt.

Der bekannte Anthropologe David Pilbeam äußerte zur Evolution der Hominiden: „Es gleicht nicht länger einer Leiter, sondern eher einem Busch".

Diese buschartige Verzweigung der menschlichen Entwicklung in Beziehung zu anderen Primaten ist in Abb. 1 aufgezeigt, wobei – wie oben bereits erwähnt – hinsichtlich der Bedeutung einzelner Familien für die weitere Entwicklung zum Neuzeitmenschen, insbesondere der Ramapithecinen, unterschiedliche Auffassungen bestehen. Möglicherweise entwickelte sich die Tendenz zum aufrechten Gang schrittweise in einer kleinen Ramapithecusgruppe, die sich anschließend als Familie der Hominiden verzweigte, wobei nur ein einziger Ast, der Homo sapiens, bis in unsere Zeit reicht.

Die Annahme des aufrechten Ganges führt im Vergleich zu Vierfüßlern zu veränderten mechanischen Belastungen im Bereich des die Abdominalhöhle

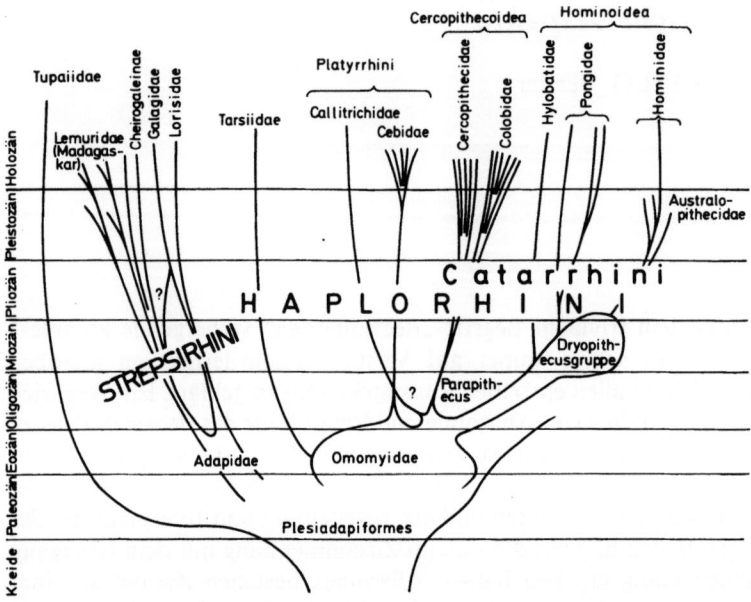

Abb. 1. Stammgeschichtliche Beziehungen der Primaten. (Aus Starck 1978)

abschließenden Beckenausgangs. Während bei tetrapoden Säugetieren die Hauptlast der Eingeweide auf breiter Basis von den starken Anordnungen der Bauchmuskeln getragen wird, verteilt sich deren Druck bei aufrechtem Gang auf eine wesentlich kleinere Fläche schwächerer Muskelzüge und wird durch Bewegung noch verstärkt. Diese veränderten statischen Erfordernisse führten dann als Konsequenz im Rahmen der Evolution zu Veränderungen des knöchernen Skeletts, insbesondere der das Becken begrenzenden Anteile, sowie zu funktionellen Veränderungen des Binde- und Muskelgewebes dieser Region.

Es besteht heute unter den Wissenschaftlern Einigkeit darüber, daß hier ein evolutionärer Prozeß zur Erreichung der notwendigen Stabilität stattgefunden hat, wenngleich nicht alle Übergangsphasen bzw. -stadien dieser Entwicklung vom Tier zum Menschen sichtbar vorhanden sind.

Da sich die wesentlichen funktionell bedingten Veränderungen auf die knöchernen Anteile und die muskulär-bindegewebigen Strukturen des Beckens und des Beckenbodens konzentrieren, sollen diese ausführlich beschrieben und analysiert werden. In Abb. 2. und 3. werden die wesentlichen Unterschiede des Beckens von Mensch und Tier am Beispiel des Gorillas dargestellt.

Zunächst fällt beim Menschen das kräftiger erscheinende Os ilium auf, dessen Fläche verbreitert und nach kranial gerichtet zur Unterstützung der Traglast der viszeralen Organe beiträgt. Bei der vergleichenden Betrachtung der Abbildungen springt ins Auge, daß die Wirbelsäulenachse der Gorillas vertikal gerade verläuft, während beim Menschen die Krümmung der Lendenwirbelsäule und die stärkere Akzentuierung der Sakralhöhle zur Ausbildung des Promontoriums führt. Neben einer dadurch funktionell verbesserten Statik hat die

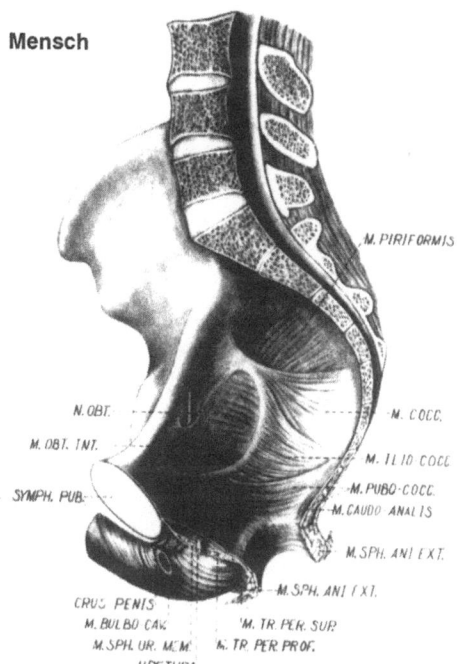

Abb. 2. Medianschnitt durch ein menschliches Becken. (Aus Zacharin 1985)

Ausbildung des Promontoriums auch zur Konsequenz, daß die bei aufrechtem Gang direkt auf den Beckenboden auftreffende Traglast mehr nach vorne in Richtung Symphyse und Bauchmuskulatur geleitet wird. Durch die Verbreiterung des Symphysenoberrandes und Neigung der Symphyse um ca. 45 Grad zur Vertikalachse, die in etwa der Symphysenachse beim Gorilla entspricht, wird die Stützfunktion der Symphyse evident.

Durch die Tatsache, daß beim Menschen das Kreuzbein unterhalb der Verbindungslinie der Spina ischiadica endet und eine Krümmung beschreibt, kommt die Spitze des Os coccygeum näher an die Symphysenhinterfläche heran, so daß der Beckenausgang insgesamt enger wird und durch die Weichteilstrukturen effektiver abgedichtet werden kann.

Obgleich die bindegewebigen und muskulären Anteile, die am Aufbau des menschlichen Beckenbodens beteiligt sind, eine komplexe Anordnung aufweisen und über ihre anteilmäßige Bedeutung für die Stabilität des Beckenbodens unter Fachleuten unterschiedliche Ansichten herrschen, besteht jedoch Einigkeit darüber, daß auch die Beckenbodenstrukturen sich im Rahmen eines evolutionären Prozesses an die veränderten Anforderungen angepaßt haben. Diese funktionell bedingten Veränderungen lassen sich im wesentlichen in 3 Hauptpunkten zusammenfassen, die den M. levator ani, das Diaphragma urogenitale sowie die Aufhängestrukturen von Zervix und Vagina betreffen.

Die wesentlichste Veränderung in der Evolution des Levator ani betrifft den M. pubococcygeus, der − obgleich er eher variable anatomische Verhältnisse

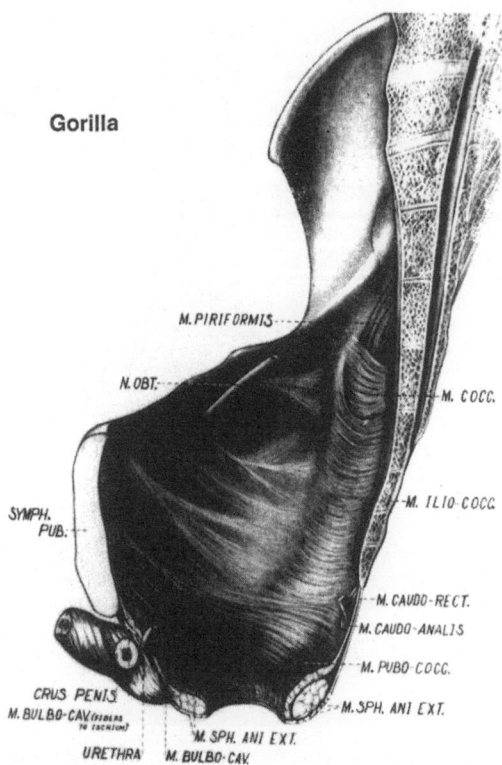

Abb. 3. Schnitt durch das Becken eines Gorillas. Zu beachten sind der nahezu gerade Achsenverlauf von Symphyse und Wirbelsäule. (Aus Zacharin 1985)

aufweist – als eine der Hauptresourcen der Beckenbodenstabilität angesehen wird. Der Verlust muskulärer Strukturen in seinem medialen Anteil und deren Ersatz durch Sehnen- und Faszienstrukturen, die in ihrer Gesamtheit das Centrum tendineum bilden, ist einer der wichtigsten Schritte im evolutionären Prozeß des Beckenbodens, da hierdurch die Möglichkeit geschaffen wurde, lang andauerndem statischem Druck und zusätzlicher Belastung durch die Bewegung der Viszera ohne großen Energieaufwand standhalten zu können.

Gleichzeitig verschob sich der Vaginaldurchtritt nach vorne, neben dem Urethra- und Rektumdurchtritt einer der Loci minores resistentiae des Beckenbodens. Als Hernienprophylaxe und zur Unterstützung der Stabilität des Beckenbodens in der Medianlinie bildete sich das bindegewebig-muskuläre Diaphragma urogenitale, eine nur beim Menschen vorhandene Struktur.

Auch die schräge Verlaufsrichtung des muskulären Vaginalschlauches ist im Sinne eines Schutzes vor Hernien als anatomisch günstig anzusehen, da eine Druckerhöhung von kranial zum Anpressen der vorderen Vaginalwand gegen die Hinterwand führt, womit ein geringeres Hernienrisiko verbunden ist.

Die Annahme der aufrechten Position hatte auch Auswirkungen auf die Anordnung der Ligamenta cardinalia und sacrouterina. Durch ihre geänderte Verlaufsrichtung nach dorsokranial verringern sie den Druck nach unten durch eine stärkere Stabilisierung von Zervix und oberem Vaginalanteil.

Die Summe aller Effekte, die durch Veränderungen des knöchernen Beckens und der bindegewebig-muskulären Strukturen des Beckenbodens hervorgerufen wurden, zeigt sich am deutlichsten im Verlauf der Geburtskanallinie. Wie bei Tetrapoden beginnt sie in der zentralen Beckenachse, beschreibt in der Sakralhöhle eine Kurve, die durch die lumbale Lordose der Wirbelsäule diktiert wird, und verläuft dann auf Höhe der oberen Vagina weg vom Os sacrum. Die zweite Kurve der Geburtskanallinie, die bei Vierfüßlern nicht gesehen wird, aber auch nicht direkt als Ergebnis der Annahme der aufrechten Haltung zu sehen ist, wird durch die Verlaufsrichtung der Ligamente, die die Zervix zurückhalten, und durch den nach vorn versetzten Vaginalausgang im Levatorspalt bedingt.

Zusammenfassend läßt sich sagen, daß die Beckenbodenmuskeln, die bei vierfüßigen Säugern schwanzbewegende Muskeln sind, beim Menschen nach Annahme der aufrechten Körperhaltung im Rahmen eines evolutionären Prozesses Stützfunktion erlangt haben. In erheblichem Maße wird diese Stützfunktion durch Veränderungen der knöchernen Strukturen des Beckenbodens unterstützt, wodurch es dem Menschen als einzigem Primaten möglich ist, sein Leben vornehmlich in aufrechter Körperhaltung zu verbringen, ohne daß sich damit eine regelmäßige Funktionsstörung durch eine Beckenbodenschwäche verbindet.

Literatur

Haaf G (1982) Adam und Eva. Ursprung und Entwicklung des Menschen. Praesentverlag, Gütersloh

Starck D (1978) Vergleichende Anatomie der Wirbeltiere auf evolutionsbiologischer Grundlage. Bd. I: Theoretische Grundlagen, Stammesgeschichte und Systematik unter Berücksichtigung der niederen Chordata. Springer, Berlin Heidelberg New York

Starck D (1979) Vergleichende Anatomie der Wirbeltiere auf evolutionsbiologischer Grundlage. Bd. II: Das Skeletsystem. Allgemeines, Skeletsubstanzen, Skelet der Wirbelsäule einschließlich Lokomotionstypen. Springer, Berlin Heidelberg New York

Zacharin RF (1985) Pelvic floor anatomy and the surgery of pulsion enterocoele. Springer, Wien New York

Normale und pathologische Anatomie des Beckenbodens

H.-G. Schnürch und H.G. Bender

Aufgaben des Beckenbodens

Die aufrechte Körperhaltung des Menschen und der aus funktionellen Gründen überwiegend beweglich an der Mesenterialwurzel befestigte Darm machen einen festen Abschluß der Abdominalhöhle nach kaudal erforderlich (s. hierzu auch Kap. „Phylogenetische Aspekte"). Die knöchernen Strukturen des großen Beckens führen kaudalwärts bereits zu einer trichterförmigen Einengung der Abdominalhöhle; daran schließt sich nach unten hin das kleine Becken mit den Urogenitalorganen und dem durchtretenden Rektum an. Die knöcherne Beckenringöffnung hat bei der Frau eine wesentliche funktionelle Bedeutung für die vaginale Entbindung; sie gibt dem Geburtskanal Form und lichte Weite vor. Außerhalb der Zeit des Gebärens ist an dieser Stelle jedoch ein tragfähiger Abschluß des kleinen Beckens nach kaudal hin erforderlich. Dieser Abschluß muß gleichzeitig Halt für die Organe des kleinen Beckens sowie für die nach unten drängenden Abdominalorgane bieten und den durchtretenden Hohlorganen wie Harnröhre und Enddarm eine Passage gewähren. Darüber hinaus muß der Beckenboden der Frau dem inwendigen fibromuskulären Scheidenrohr ein ausreichendes Durchtrittsplanum bieten.

Diese komplexe Aufgabenstellung wird im wesentlichen durch zwei gegeneinander versetzte Muskelplatten bewältigt. Die Faszien dieser Muskelplatten führen in Verbindung mit dem Bindegewebskörper des kleinen Beckens zu einer gehörigen Festigkeit einerseits und der notwendigen Flexibilität andererseits. Die dargestellte kombinierte Aufgabe der Abschlußbildung und Durchtrittsgewährung leitet zwanglos zu den Folgen einer Funktionseinbuße des Beckenbodens: Kommt es aufgrund von geschwächtem Bindegewebe oder geschwächter Muskulatur des Beckenbodens zu einer verminderten Haltefunktion, so können sich Senkungen des inneren Genitale durch den Hiatus genitalis oder Ausbeulungen der benachbarten Hohlorgane durch den Hiatus genitalis ereignen. Diese Lageveränderungen können zu den recht häufigen Störungen der Harnblasenfunktion überwiegend in Form der Inkontinenz führen.

Anatomie des Beckenbodens

Der fibromuskuläre Abschluß der abdominopelvinen Höhle läßt sich in 3 Etagen gliedern (Abb. 1). Von innen nach außen werden diese Etagen als Dia-

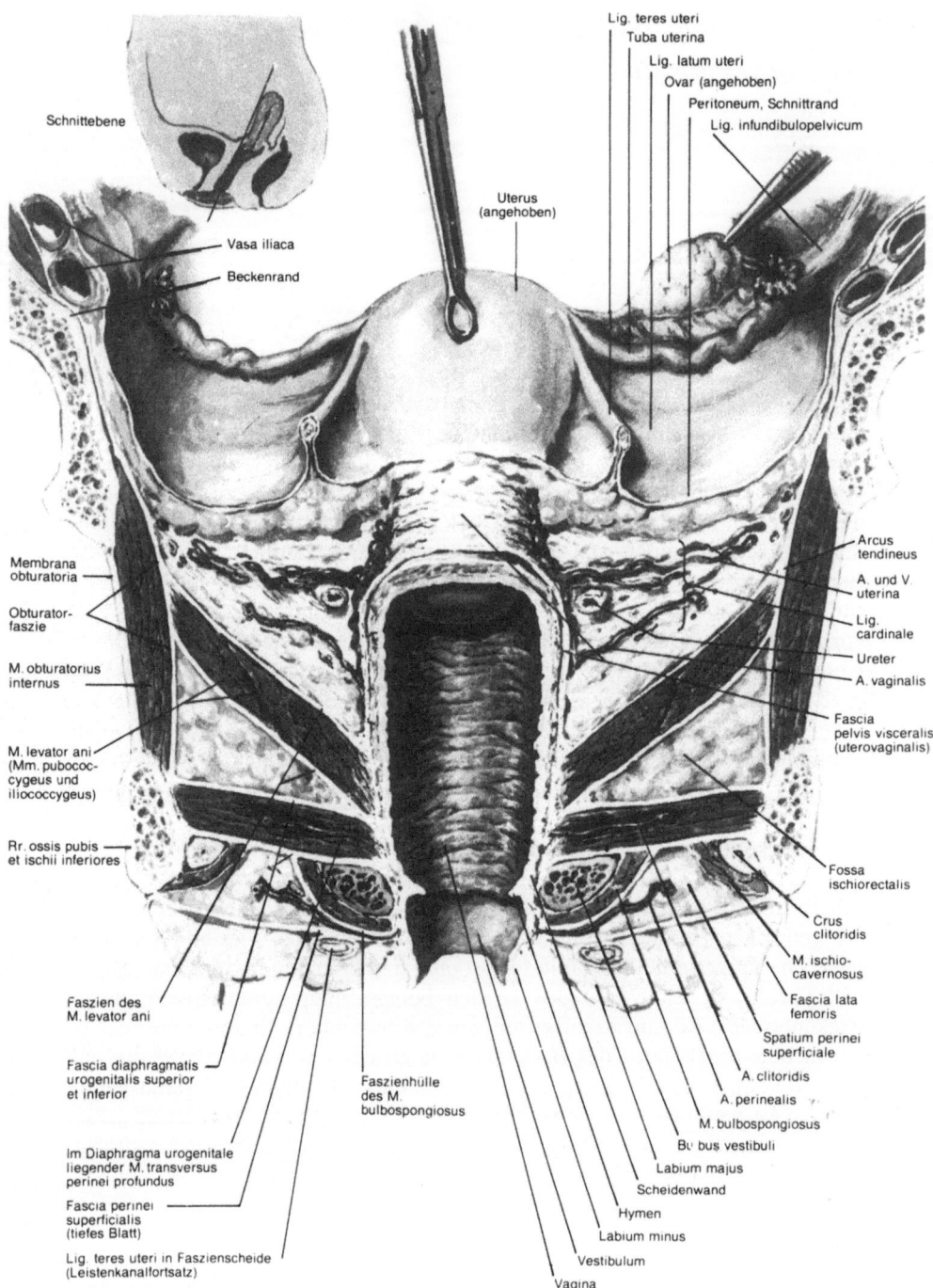

Abb. 1. Frontalschnitt durch das weibliche Becken mit den 3 Etagen des Beckenbodens. (Aus Netter 1978)

phragma pelvis, Diaphragma urogenitale und äußere Schließmuskelschicht bezeichnet. Die Betrachtung der Anatomie des Beckenbodens wäre unvollständig, würde nicht auch der komplexe Bindegewebskörper beschrieben, mit dem die Urogenitalorgane und das durchtretende Rektum untereinander verbunden sind und Beziehung zum fibromuskulären Anteil des Beckenbodens aufnehmen. Nur durch diese komplexe Zusammenschau lassen sich die anatomischen Veränderungen ableiten, die bei einer Funktionseinbuße des Beckenbodens zu erwarten sind.

Die Etagen des Beckenbodens

Diaphragma pelvis

Das Diaphragma pelvis besteht aus dem M. levator ani, der einen muldenförmigen Abschluß der Beckenhöhle nach kaudal bildet. Er zieht in mehreren Partien vom Schambein und von einer bindegewebigen Verdichtung an der Oberfläche des M. obturatorius internus, dem Arcus tendineus musculi levatoris ani, zu einer zwischen Anus und Os coccygeum gelegenen Levatorenplatte zusammen. Mit zum Diaphragma pelvis wird ein sich dorsal anschließender Muskel gezählt, der in Fortsetzung der schüsselförmigen Mulde nach dorsal von der Spina ischiadica zur Vorderseite des Os sacrum zieht (M. coccygeus). Die paarigen Anteile des Levator ani lassen einen medianen Schlitz für den Durchtritt der Urogenitalorgane sowie das Rektum frei.

Entsprechend den Hauptfunktionen setzt sich der M. levator ani aus mehreren Portionen zusammen (Abb. 2): Medial werden die als Mm. puborectales bezeichneten Anteile abgrenzbar, die den medialen Levatorschlitz begrenzen und

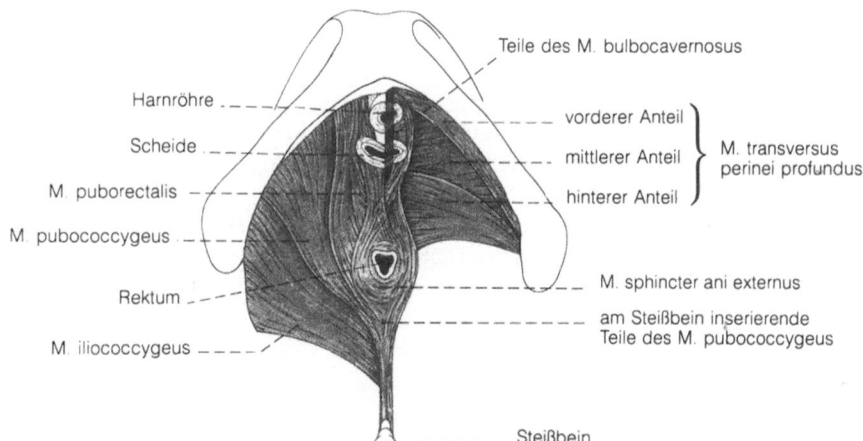

Abb. 2. Darstellung der Anteile des Diaphragma pelvis (*linke Bildhälfte*) und des Diaphragma urogenitale (*rechte Bildhälfte*) bei der Ansicht von unten. (Aus Schlösser u. Beck 1990)

sich hinter dem Rektum schlingenförmig vereinigen. Nach lateral schließen sich an die Mm. puborectales die Mm. pubococcygei an, die die Hauptfläche der seitlichen Mulde des Beckenbodens bilden. Diese Muskelanteile nehmen ebenso wie der M. puborectalis eine innige Beziehung mit dem durchtretenden Rektum an den seitlichen und dorsalen Anteilen auf, indem sie es in einer unvollständigen Hülle umgeben (auch M. puboanalis genannt). Nach lateral schließt sich die Partie der Mm. iliococcygei an, die von lateral in einer flachen Schlinge die muldenförmige Schüssel ergänzen, indem sie vom mittleren Anteil des Arcus tendineus fasciae obturatoriae in einer flachen, nach ventral geöffneten Schlinge in Richtung auf das Os coccygeum ziehen und sich in der unpaaren Levatorplatte zwischen Anus und Coccygeum vereinigen. Das Diaphragma pelvis umfaßt neben diesen muskulären Anteilen auch die zugehörigen Faszien, die den Levator ani kranial bedecken (Fascia diaphragmatis pelvis superior), sowie die entsprechende Faszie an der Unterfläche des Levator ani (Fascia diaphragmatis pelvis inferior).

An der Levatorpforte gehen die obere und untere Faszie ineinander über. In den etwas längeren Abschnitten zwischen Urogenitalspalt und Rektumdurchtritt gibt es Abspaltungen von den Levatorpfeilern, sog. Fibrae praerectales, die zu einer Unterteilung des Levatorlängsspaltes in den Hiatus genitalis und den Hiatus analis führen. Dabei finden sich prärektal im wesentlichen kollagenfaserige Faszienanteile, die mit glatter Muskulatur vermengt sind. Die Größe des Hiatus genitalis wird bei Frauen vor der Entbindung mit einer Sagittallänge von 4–5 cm und einem Querdurchmesser von 2,5 cm angegeben, bei Frauen die geboren haben, mit einem Querdurchmesser von 4 cm (Halban u. Tandler 1907).

Das Diaphragma pelvis mit den Portionen des M. levator ani und dem M. coccygeus besteht aus quergestreifter Muskulatur, die von Muskelästen des Plexus pudendus (S3–S5) nervös versorgt werden.

Diaphragma urogenitale

Während die kräftigen Faszienanteile und die Muskulatur des Diaphragma pelvis im vorderen Beckenabschnitt überwiegend längs angeordnet sind, um dadurch den längs gelegenen Urogenital- und Analspalt freizulassen, sind die dorsalen Anteile des Diaphragma pelvis eher zirkulär verlaufend, so daß sie sich in der Mittellinie treffen. Das Diaphragma urogenitale hingegen bedeckt lediglich den vorderen Anteil des Beckenbodens, wo das Diaphragma pelvis den Urogenitalspalt freiläßt. Die Hauptfaserrichtung der Muskeln ist in diesem Abschnitt quer angeordnet, also senkrecht zum Verlauf der Faserzüge des M. levator ani.

Das Diaphragma urogenitale besteht aus einer fibromuskulären Platte, deren Hauptanteil vom M. transversus perinei profundus gebildet wird. Dieser Muskel inseriert am absteigenden Ast von Scham- und Sitzbein und läuft nach medial zum paraurethralen und paravaginalen Bindegewebe. Harnröhre und Scheide werden so mit dem knöchernen vorderen Beckenanteil, dem Scham-

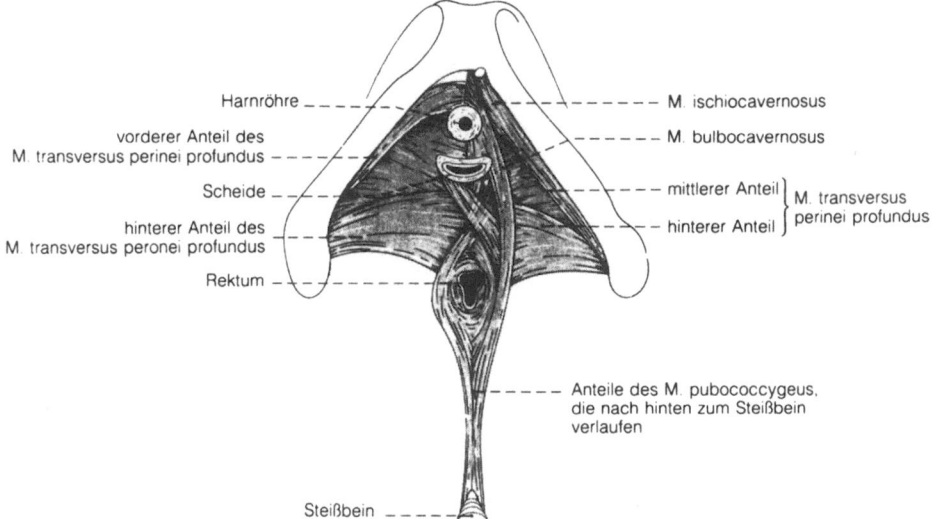

Abb. 3. Darstellung der Anteile des M. transversus perinei profundus, des M. ischiocavernosus und des M. bulbocavernosus bei der Ansicht von unten. (Aus Schlösser u. Beck 1990)

bein und Sitzbein, verbunden. Die dorsale Kante wird von einem separaten Muskel gebildet, der als M. transversus perinei superficialis bezeichnet wird, aber inkonstant sein soll. Harnröhre und Scheide durchsetzen in der Mittellinie dieses Diaphragma urogenitale, mit dem sie feste ligamentäre Verbindungen eingehen. Das Diaphragma urogenitale ist wie das Diaphragma pelvis sowohl kranial als auch kaudal von einer festen Bindegewebsschicht bedeckt; die kraniale Bindegewebsschicht geht teilweise dichte Verbindungen mit der kaudalen Faszienplatte des Diaphragma pelvis ein. Symphysenwärts bilden diese Bindegewebszüge das sog. Lig. praeurethrale, das in seinen verschiedenen Anteilen die Harnröhrenverankerung an Symphyse und Schambeinästen herstellt. Die kraniale Bindegewebsplatte, Fascia diaphragmatis urogenitalis superior, soll aus einer recht starken kollagenfaserigen Platte mit einem hohen Anteil an glatter Muskulatur bestehen. Nach dorsal gehen die Bindegewebszüge des Diaphragma urogenitale kontinuierlich in das Bindegewebe des Perineum über.

Der M. transversus perinei profundus kann nach detaillierten Untersuchungen in mehrere Partien unterteilt werden. In einem dorsalen Anteil zeigt sich die hauptsächlich transversale Richtung von den inneren Sitzbeinen zur Vereinigung hinter der Scheide und Übergang in den Damm; eine mittlere Partie läuft von der Innenseite der Sitzbeine zu den Seitenwänden der durchtretenden Hohlorgane Vagina und Urethra, eine dritte Partie läuft zur Vorderwand der Urethra und umgibt diese und die Scheide U-förmig (Abb. 3).

Die Mm. transversus perinei profundus und superficialis werden von Muskelästen des N. pudendus (S3–S5) innerviert.

Schließmuskelschicht

Als dritte Etage des weiblichen Beckenbodens kann die äußere Schließmuskelschicht bezeichnet werden. Sie besteht muskulär aus den paarigen Mm. bulbocavernosi, dem M. sphincter ani externus, den Mm. ischiocavernosi und den Mm. transversus perinei superficiales. Der M. bulbocavernosus bedeckt den venösen Schwellkörper des Bulbus vestibuli sowie die Bartholini-Drüsen, zieht von den Sehnenanteilen des M. ischiocavernosus sowie der Fascia diaphragmatis urogenitalis inferior nach dorsal in den Damm und geht in den M. sphincter ani externus über. Der M. sphincter ani externus umspannt schlingenförmig den Darmausgang, ist ventral im Centrum tendineum zwischen Vagina und Rektum und dorsal über das Ligamentum anococcygeum am Os coccygeum fixiert.

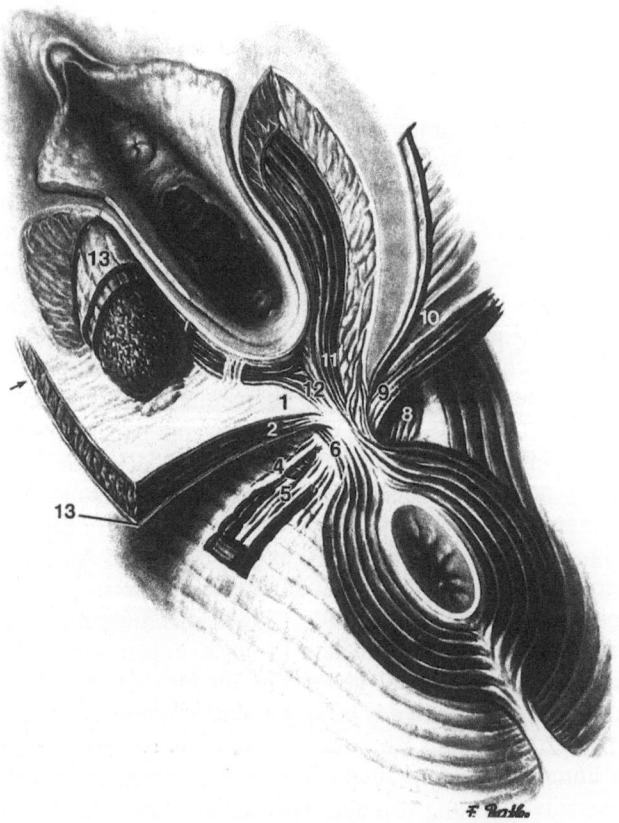

Abb. 4. Aufbau des Dammes. *1* Fascia urogenitalis inferior, *2* M. transversus perinei profundus, *3* Fascia urogenitalis superior, *4* Fascia diaphragmatis pelvis inferior, *5* Fascia diaphragmatis pelvis superior, *6* M. rectovaginalis, *7* M. sphincter ani externus, *8* Fibrae praerectales des M. levator ani, *9* M. transversus perinei superficialis, *10* M. transversus perinei profundus, *11* M. bulbucavernosus, *12* M. urethrovaginalis, *13* Fascia perinei superficialis. (Aus Platzer 1974)

Die äußere Schließmuskelschicht (Abb. 4), die ebenso wie das Diaphragma urogenitale von Ästen des N. pudendus innerviert wird, ist funktionell nicht denkbar ohne die bindegewebigen Strukturen in der Medianlinie, die insgesamt einen vom Os pubis bis zum Steißbein reichenden „Traggurt" bilden. Zwischen Scheide und After ist das sog. Centrum tendineum ausgebildet, in dem der nach vorne reichende M. bulbocavernosus und der nach dorsal verlaufende M. sphincter ani externus sehnig inserieren. Die Hauptmasse dieses Centrum tendineum perinei besteht jedoch wohl aus glatter Muskulatur; diese glattmuskulären Elemente und die elastischen Fasern stammen von glattfaserigen Ausläufern des Levator ani und der kräftigen Fascia diaphragmatis urogenitalis superior sowie von Anteilen der Rektumvorderwand (M. rectoperinealis). Dorsal des Anus verfilzen sich glatte Muskelanteile der Faszie des M. levator ani mit glatten Muskelfaserzügen aus der Längsmuskulatur des Rektums. Ähnliche Verfilzungen finden sich mit der äußeren Bindegewebsschicht der Vagina und der Urethra. So sind die bindegewebigen Hüllen der durchtretenden Hohlorgane mit der Beckenbodenmuskulatur in ihren verschiedenen Schichten zusätzlich in die Haltefunktion eingebunden; an diese Stelle wird der Doppelcharakter vor allen Dingen des weiblichen Genitales deutlich, das sowohl zum Inhalt des kleinen Beckens als auch zum Halteapparat gehört.

Entwicklungsgeschichtlich läßt sich anmerken, daß ursprünglich ein M. sphincter cloacae bestanden hat, der durch das entwicklungsgeschichtliche Tiefertreten des Dammes in einen Sphincter ani externus und einem Sphincter urogenitalis unterteilt wurde. Aus dem Sphincter urogenitalis entwickelte sich das Diaphragma urogenitale, der M. bulbocavernosus und ischjocavernosus. Aus diesem Grunde bestehen zwischen dem Spincter ani externus und dem Bulbocavernosus und dem Transversus perinei profundus häufig dichte Verbindungen, die zum einen häufig eine klare Abgrenzung von Muskelindividuen nicht mehr zulassen und zum anderen individuell ausgesprochen variabel ausgebildet sind.

Für den Beckenboden relevante Anteile des Beckenbindegewebes

Die Gesamtheit der bindegewebigen Strukturen des Beckenbodens und der Eingeweide des kleinen Beckens wird auch als „pelvines Subserosum" bezeichnet, das sowohl die bindegewebigen Hüllen der genannten Muskeletagen als auch die bindegewebigen Höhlen der Urogenitalorgane und des Rektums umfaßt. Schaut man von der Abdominalhöhle in das kleine Becken, so wird man sich als Pelvinum subserosum die Summe aller geformten, d. h. bandartig verdichteten Bindegewebszüge und aller ungeformten, dem tastenden Finger wenig Widerstand entgegensetzenden lockeren Bindegewebsräume zusammenfassen. Diese geformten und ungeformten Anteile stellen die Verbindung zwischen Harnblase und Urethra, Uterus und Scheide sowie Rektum untereinander und mit den seitlichen Wänden des kleinen Beckens sowie mit dem Beckenboden her. Die klare Differenzierung der Strukturen dieses Bindegewebskörpers hat von jeher Schwierigkeiten bereitet, da es sich um eine recht verworrene

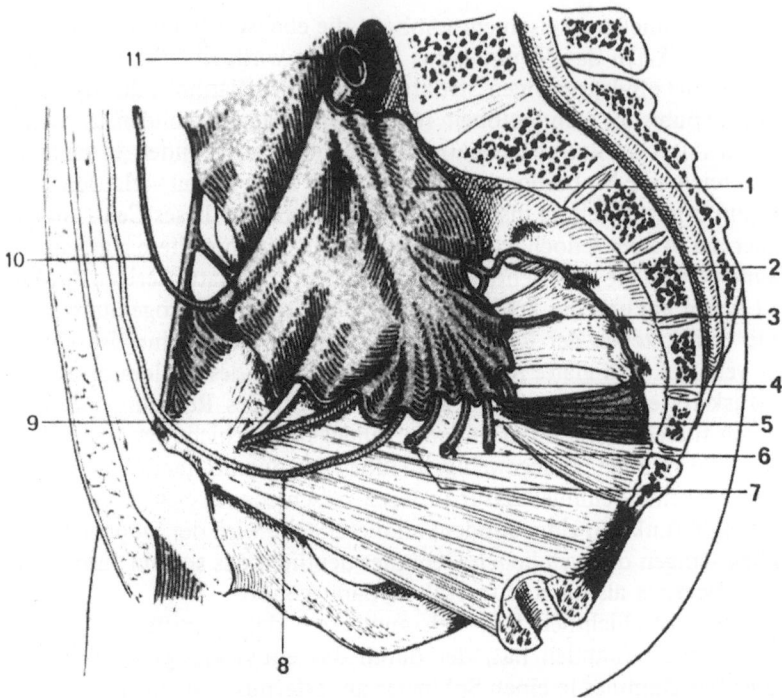

Abb. 5. Darstellung des Beckenbindegewebes nach dem Konzept der „gaine hypogastrique". *1* subperitoneales Bindegewebe, *2* A. sacralis media, *5* A. rectalis media, *6* A. vaginalis, *7* A. uterina, *8* A. umbilicalis. (Aus Richter 1985)

Architektur mit einem kompliziert gestalteten subperitonealen Netzgerüst handelt. Zahlreiche unterschiedliche Konzepte zur Aufreihung diese bindegewebigen Strukturen haben zu einer großen Liste unterschiedlicher Namen für vergleichbare anatomische Strukturen geführt. Je nach Ausgangsbasis des Betrachters entwickeln sich unterschiedliche Konzepte; wird der Fixpunkt des Bindegewebsapparates an der Beckenwand gesehen und alle Bindegewebszüge als begleitende Ausläufer der viszeralen Äste der A. iliaca interna aufgefaßt, so gelangt man zu dem Konzept der „gaine hypogastrique" (Abb. 5) (Kamina 1979). Ein anderes Konzept (Bindegewebsgrundstock nach Peham u. Amreich 1930) spricht von organbezogenen Viszeralleisten für Blase, Uterus und Rektum, die zur seitlichen Beckenwand führen und durch die Krümmung des Verlaufs in unterschiedlicher Höhe unterschiedliche Ebenen in den drei Dimensionen des kleinen Beckens einnehmen (Abb. 6).

Die Bezeichnung für das pelvine Subserosum können didaktisch etwas leichter geordnet werden, wenn man zunächst davon ausgeht, daß die Oberfläche der das kleine Becken begrenzenden Muskulatur als Fascia pelvis parietalis aufzufassen ist und die Verdichtungen des Bindegewebes an den Oberflächen der Eingeweide des kleinen Beckens als Fascia pelvis visceralis. Das Perito-

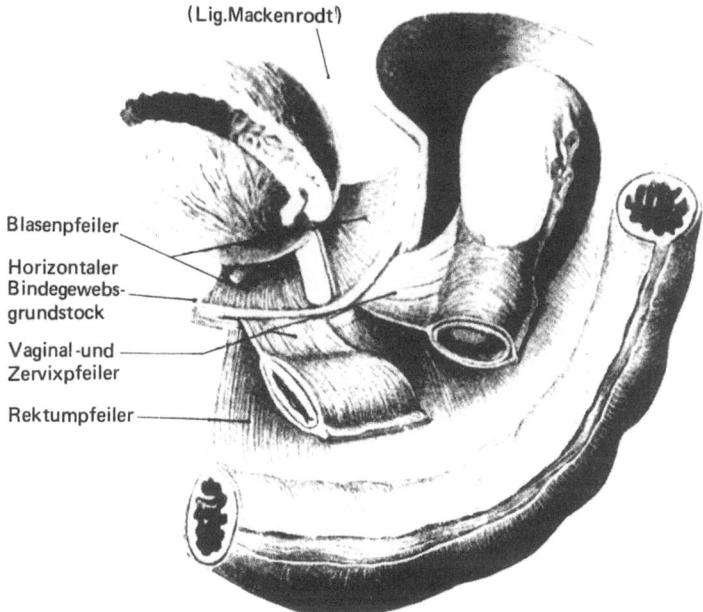

Abb. 6. Darstellung des Beckenbindegewebes nach dem Konzept des Bindegewebsgrundstocks. (Aus Richter 1985)

neum verbindet dachförmig die Fascia pelvis parietalis mit einigen Anteilen der Fascia pelvis visceralis. Weil das Peritoneum nicht überall ausschließlich von der viszeralen Faszie auf die parietale Faszie übergeht, sondern Räume und Strecken ausläßt, entstehen zwischen dem Beckenboden bzw. der seitlichen Beckenwand und den Hohlorganen Räume, die man als Spatium subperitoneale zusammenfassen kann. Diese Räume sind z. T. mit bandförmig verdichtetem, z. T. mit lockerem Bindegewebe ausgefüllt (Abb. 7).

Geformte Anteile des Pelvinum subserosum

Die dichter kollagenfaserigen Anteile im Spatium subperitoneale dienen als Leitschienen für Gefäße und Nerven, die die Eingeweide des kleinen Beckens versorgen. Sie stellen ein komplexes dreidimensionales Gerüstwerk dar, das nur schwer umfassend beschrieben werden kann. Gleichzeitig mit der Funktion als Leitschiene können diese Bindegewebszüge als Verankerung der Organe des kleinen Beckens im dreidimensionalen Raum verstanden werden und erfüllen so anteilig Tragefunktionen des Abschlusses der abdominopelvinen Höhle nach kaudal (Beckenboden).

Die für den Operateur bedeutsamen verdichteten Strukturen des Beckenbindegewebes gehen schematisch aus Abb. 7 hervor. Demzufolge ist seitlich der Blase das Parazystium, seitlich der Gebärmutter das Parametrium bzw. das Pa-

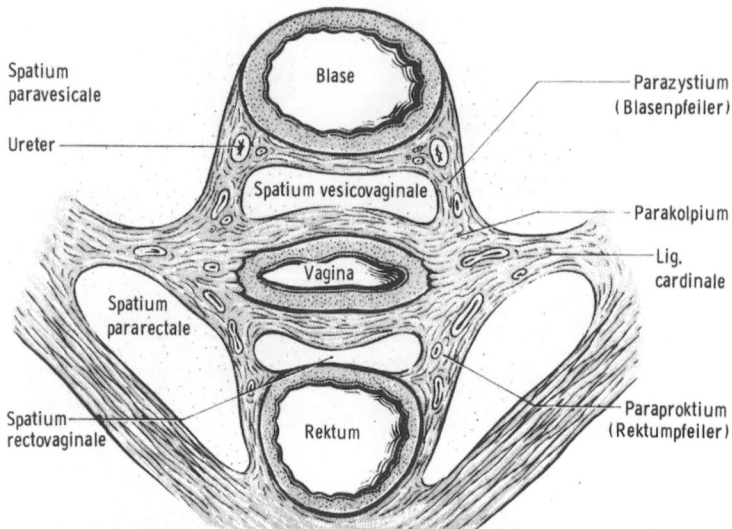

Abb. 7. Schematische Darstellung des geformten Beckenbindegewebes in einer horizontalen Schnittebene in Höhe des kranialen Scheidendrittels. (Aus Richter 1985)

rakolpium und seitlich des Rektums das Paraproktium gelegen; diese gefäßführenden Strukturen vereinigen sich lateral in Höhe des Uterovaginalkanals zu einer festen Struktur, die häufig als Lig. cardinale „Mackenroth" bezeichnet wird. Durch diese Vereinigung in einer mittleren frontalen Ebene entstehen verdichtete Bindegewebszüge zwischen dem Uterus-Scheiden-Schlauch und dem Rektum nach dorsal sowie dem Blasenbereich nach ventral. Diese Verbindungen werden auch als Pfeiler bezeichnet, so daß das Parakolpium nach dorsal auf jeder Seite mit dem Paraproktium über die Rektumpfeiler verbunden ist bzw. nach ventral über die Blasenpfeiler mit dem Parazystium. Der Blasenpfeiler kann dabei in einen medialen und einen lateralen Anteil untergliedert werden; der mediale Anteil wird auch als Lig. vesicouterinum bezeichnet, während der laterale Anteil als Lig. pubovesicale bis zur Symphyse reicht. Der Rektumpfeiler reicht in einem weit nach lateral ausladenden Bogen um das Rektum herum und erreicht mit glatten Muskelfaserbestandteilen das Periost des Os sacrum. Die medialen Anteile des Rektumpfeilers sind dem Kliniker als Lig. sacrouterinum bzw. rectouterinum bekannt (Abb. 8).

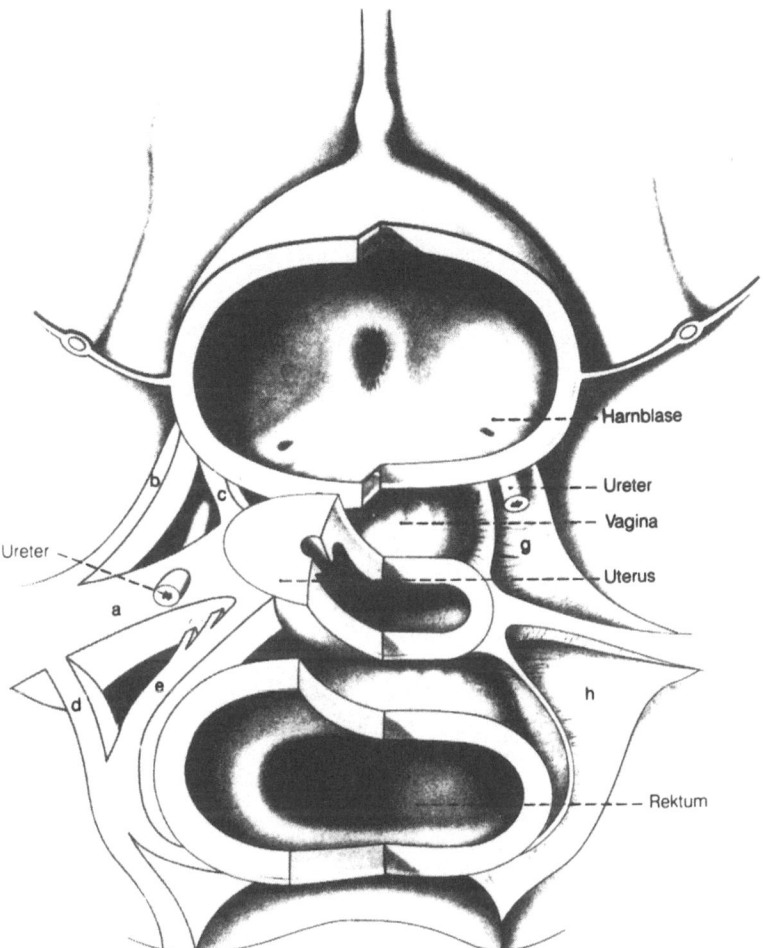

Abb. 8. Schematisierter Schnitt durch die Hohlorgane im weiblichen kleinen Becken mit den Bindegewebspfeilern. *a* Lig. cardinale, *b* Blasenpfeiler, lateraler Teil, *c* Blasenpfeiler, medialer Teil, *d* Rektumpfeiler, lateraler Teil, *e* Rektumpfeiler, medialer Teil (Lig. rectouterinum), *f* lockeres Bindegewebe zwischen Vagina und Harnblase, *g* lockeres Bindegewebe im Blasenpfeiler, *h* lockeres Bindegewebe im Rektumpfeiler. (Aus Schlösser u. Beck 1990)

Die ungeformten Anteile des Pelvinum subserosum

Zwischen den beschriebenen geformten Strukturen des Bindegewebskörpers im kleinen Becken und den begrenzenden Strukturen Beckenwand bzw. Beckenboden, Hohlorgane des kleinen Beckens und Peritonaeum viscerale lassen sich von lockerem Bindegewebe ausgefüllte Räume eröffnen, die einer Austastung lediglich minimalen Widerstand durch scheinbar gefäßfreie spinnwebenartige zarte Kollagenfasernetze entgegensetzen. Diese Räume ergeben sich neben den Hohlorganen des kleinen Beckens und werden dort auch als „Pararäume" bezeichnet. So ist das Spatium paravesicale und pararectale vor bzw. hinter dem Lig. cardinale Mackenroth bekannt.

Auch zwischen den verdichteten Anteilen der Fascia pelvis visceralis über den Hohlorganen Uterus und Scheide einerseits und den benachbarten Hohlorganen andererseits finden sich in der Mittellinie Spatien: zwischen Scheide und Blase das Spatium vesicovaginale und zwischen Scheide und Rektum das Spatium rectovaginale. Seitlich werden diese Spatien durch die Strukturen der Pfeiler begrenzt. Festere Verbindungen der benachbarten Hohlorgane treten nur in ganz umschriebenen Abschnitten auf; so gibt es eine festere Bindegewebsverbindung zwischen dem Faszienüberzug der Blase und der Zervix (sog. Septum vesicocervicale bzw. Septum vesicouterinum oder supravaginale). Dadurch wird das Spatium vesicocervicale vom Spatium vesico- (urethro-)vaginale aufgetrennt. Im Verlauf der Urethra wird das Spatium urethrovaginale durch die festere Verbindung der Urethral- und Vaginalfaszie in der Medianlinie in zwei laterale urethrovaginale Spatien unterteilt. Diese zwei lateralen Spatien werden nochmals etwa in Höhe des Diaphragma urogenitale horizontal in superiore und inferiore Spatien unterteilt.

Die dem Kliniker bekannten Begriffe Parazystium, Parakolpium, Parametrium und Paraproktium umfassen sowohl die geformten als auch die ungeformten Bindegewebsanteile zwischen diesen Hohlorganen und der Beckenwand.

Verankerung der Harnblase und Harnröhre

Da ein beträchtlicher Anteil der gynäkologischen Beschwerden durch Funktionsstörungen des ableitenden Harntrakts nach Genitalsenkung herrührt, soll die Aufhängung von Harnblase und Harnröhre im Beckenbodenbereich gesondert dargestellt werden. Die Blase ist teils sub-, teils präperitonaeal gelegen und mündet etwa auf halber Symphysenhöhe unter Bildung eines Halses in die Harnröhre. Die Harnröhre ist etwa 3–5 cm lang und beschreibt einen nach vorn konkaven Bogen. Man unterscheidet eine Pars supradiaphragmatica, eine Pars diaphragmatica und infradiaphragmatica. Oberhalb des hier unterteilenden Diaphragma urogenitale besteht eine lockere Verbindung der Blase und des entsprechenden Harnröhrenanteils zur Scheide (Spatium vesicourethrovaginale). Beim Durchtritt durch das Diaphragma urogenitale kommt es zu einer dichten Verbindung mit dem Diaphragma selbst und mit dem diaphragmalen Anteil der Scheide. An dieser Stelle können die beiden Hohlorgane nur durch eine scharfe Präparation voneinander getrennt werden. Dieser feste Anteil der Urethra im Diaphragma urogenitale wird auch als Pars fixa urethrae bezeichnet. Die ausgesprochen enge Beziehung zwischen der Harnröhre und dem Diaphragma urogenitale kommt auch dadurch zum Ausdruck, daß die Muskulatur des M. transversus perinei profundus den gleichen Verlauf nimmt wie der quergestreifte, nicht ganz zirkulär angelegte M. sphincter urethrae. Die Fascia diaphragmatis urogenitalis superior und inferior verbindet sich dicht mit dem Faszienanteilen der Urethra und der Scheide in diesem Bereich. Gleichzeitig treten glatte Muskelzüge der Harnröhrenlängsschicht mit entsprechenden glatten Muskelfaserzügen der Fascia diaphragmatis urogenitalis superior in Verbindung. Es kommt an dieser Stelle zu einer mehrschichtigen Verschweißung, die sogar an der Eigenständigkeit des M. sphincter urethrae Zweifel hat aufkommen lassen. Auch gibt es die Ansicht, daß der M. transversus perinei profundus lediglich als Pars diaphragmatica des M. sphincter urethrae aufgefaßt werden kann, die proximal in einer Pars urethrovaginalis und distal in einer Pars urethralis weiter ausläuft.

Eine ausführliche Analyse der faserigen und muskulären Bestandteile der weiblichen Harnröhre hat Beck (1969) publiziert:

Zahlreiche bindegewebigen Faserzüge fixieren die Harnröhre und mittelbar auch die Scheide am Os pubis. Anatomisch gibt es mehrere Bandstrukturen, die hier identifiziert wurden: die Ligg. pubourethralia laufen von der Vorder- und Rückseite des Schambeins zur subdiaphragmalen Urethra in den jeweiligen Seitenpartien. Dabei unterscheidet man einen anterioren, intermediären und posterioren Anteil jeweils in Abhängigkeit vom Ansatz an der Symphyse. Diese Ligamente werden auch der oberen und unteren Faszie des Diaphragma urogenitale zugeordnet. In jedem Falle sorgen sie für eine sehr dichte und feste Beziehung zwischen der Urethra und dem Schambogen einerseits sowie der Levatorfaszie andererseits. Nach der Ansicht anderer Autoren ist die Verbindung zwischen vorderem Schambeinanteil und Blase in Form der Ligg. pubovesicalia die wesentliche tragende Struktur für die Urethra.

Während somit das median gelegene Gewebe zwischen Blasenboden und Scheide eine lockere, verschiebliche und nicht sehr tragfähige Struktur aufweist (Spatium vesicovaginale), ist die Verbindung zwischen Urethra und vorderer Scheidenwand einerseits sowie knöchernem vorderem Beckenring und Urethra andererseits sehr fest. Aus diesem Grunde wird es bei Erschlaffungen des Beckenbodens zunächst zu einer Senkung des Blasenbodens und seltener zu einer Senkung im Bereich der Urethra kommen. Darüber hinaus ist die Harnröhre durch das Diaphragma urogenitale in alle Richtungen hin in ihrer Lage relativ gut fixiert. Wie schon oben beschrieben, verfließen die Muskelanteile des M. transversus perinei profundus und des Sphincter urethrae externus in diesem Bereich, so daß einige Autoren auch von einem M. sphincter urogenitalis sprechen.

Pathologische Anatomie des Beckenbodens

Genitalsitus und Beckenboden aus dem Blickwinkel der Statik (nach Richter 1985)

Die abdominopelvine Leibeshöhle bildet physikalisch ein Gefäß, in dem sich Druckschwankungen theoretisch gleichmäßig ausbreiten können. Da die Wandungen der abdominopelvinen Höhle nach dorsal weitgehend starr sind, spielen das Diaphragma, die Bauchdeckenmuskulatur und der Beckenboden sowohl aktiv als auch passiv eine druckverändernde Rolle. Am Beckenboden erleben die Durchtrittsorgane, vorwiegend Urethra und Scheide, den Übergang zwischen intraabdominalen und atmosphärischen Druckverhältnissen. Der atmosphärische Gegendruck verschafft der sog. Rumpfkapsel allerdings eine gewisse Stabilität, so daß auch die inneren Genitalorgane wie der Uterus nicht mit seinem vollen Gewicht auf dem Beckenboden lasten sondern sich in einer Art Schwebe befinden. Der Uterus ist beweglich und kann flottieren, jedoch begrenzt durch die Anteile der Fascia pelvis visceralis.

Die Verformung des abdominopelvinen Innenraumes durch Druckveränderungen richtet sich zum Orte geringeren Widerstands. Durch die zusätzlich einwirkende Schwerkraft ergibt sich in der aufrechten Position ein nach kaudal gerichtetes Ungleichgewicht, das Urogenitalorgane und Beckenboden belastet und Anlaß zu Senkungen geben kann.

Untersuchungen zur Festigkeit der verschiedenen bindegewebigen Lagesicherungen des Genitales haben gezeigt, daß die stärkste Haltekraft, d. h. der stärkste Widerstand gegen eine passive Senkung durch die Ligg. cardinalia Mackenroth ausgeübt wird. Alle anderen Strukturen wie Ligg. rotunda, Ligg. suspensoria ovarii und auch Ligg. sacrouterina führen nach Durchtrennung kaum zu einer bedeutsamen Lageänderung. Dabei kann die Lagesicherung nicht allein dem Lig. cardinale zugesprochen werden; untrennbar mit dieser Funktion verbunden ist der Tonus des muskulären Beckenbodens, insbesondere des Levator ani und des Diaphragma urogenitale.

Die Sicherung der bruchgefährdeten Organe Uterus und proximale Vagina, die durch die permanente Bruchpforte „Hiatus genitalis" nach unten gedrückt werden könnten, wird durch die beschriebenen Anteile der Fascia pelvis visceralis erfüllt, die insbesondere in Form der Ligg. cardinalia den Uterus und die Vagina stets in die Ausgangsposition über die unpaare Levatorplatte zurückführen. In gleicher Weise wird durch die festen Verbindungen zwischen den Anteilen der medialen Levatorschenkel sowie des Diaphragma urogenitale und der Urethra im Zusammenhang mit dem Schambogenwinkel die Position der Urethra gesichert.

Eine muskuläre Anspannung der Bauchdecken wird physiologischerweise von einer reflektorischen Anspannung des Levator ani begleitet. Diese reflektorische Verbindung verhindert Überbelastungen der bindegewebigen Aufhängestrukturen bei plötzlichen, durch Kontraktionen der Bauchmuskulatur hervorgerufenen intraabdominalen Drucksteigerungen, z. B. bei Husten oder Niesen.

Lageanomalien

Unter den zahlreichen Lageanomalien der Genitalorgane, insbesondere des Uterus, soll an dieser Stelle auf die Senkungen des Genitales eingegangen werden.

Ursachen der Genitalsenkung

Genitalsenkungen betreffen in erster Linie den Uterus, die Harnblase und das Rektum, die dem physiologischen permanenten Hiatus urogenitalis und analis aufliegen bzw. ihn passieren. Diese in der physiologischen Verfassung durch die Struktur des Beckenbodens und der Fascia pelvis visceralis geschlossene Bruchpforte stellt einen Schwachpunkt der abdominopelvinen Leibeshöhle gegenüber intraabdominalen Drucksteigerungen dar.

Bei den Ursachen kann man zunächst eine Insuffizienz der Haltefunktionen der Fascia pelvis visceralis von einer Insuffizienz der muskulären Beckenbodenanteile abgrenzen. Nach Richter (1985) würde man ersteres als primären und letzteres als sekundären Deszensus oder Prolaps bezeichnen. Diese Differenzierung widerspricht der grundsätzlich festzustellenden funktionellen Einheitlichkeit der Beckenbodenstrukturen in Verbindung mit der Faszie. So wird im Einzelfall der Anteil von muskulärem Beckenboden und Faszienapparat an der Halteinsuffizienz nicht abzugrenzen sein.

Fördernd im Hinblick auf eine Genitalsenkung wirken konstitutionelle Faktoren, die nach einigen epidemiologischen Untersuchungen eine erhebliche Bedeutung haben. So entwickeln Frauen einiger westafrikanischer Stämme trotz zahlreicher Geburten und schwerer körperlicher Arbeit kaum Genitalsenkungen; demgegenüber scheint die weiße Rasse prädestiniert für das Auftreten von Genitalsenkungen zu sein (Richter 1985). Weitere Faktoren für eine primäre Senkung sind Beeinträchtigungen des Bindegewebsapparates durch geburtsbedingte Überdehnung der Faszienstrukturen sowie operative Eingriffe bei raumfordernden Prozessen unter Mitnahme von Anteilen dieser Bandstrukturen. Die Insuffizienz des Beckenbodens wird ebenfalls durch vaginale Entbindungen, bei denen es zu Einrissen und Überdehnungen von Levatoranteilen am Ansatz an der Beckenwand kommen kann, gefördert. Dadurch wird der M. levator ani aus einer Mulde zu einem Trichter und begünstigt so das Tiefertreten der zentral gelegenen Beckenorgane. Auch seltene Defekte des kaudalen Neuralrohres werden als Ursache für eine muskuläre Schwäche des Beckenbodens genannt. Zusätzliche Belastungsfaktoren sind ausgeprägte Adipositas, schwere körperliche Arbeit, konstitutionelle Minderwertigkeit des Bindegewebes oder langanhaltende Glukokortikoidtherapie, besonders in Kombination mit anhaltendem Husten im Rahmen eines Asthma bronchiale (Bender u. Beck 1990).

Formen der Genitalsenkung

Die präzise Umschreibung einer Genitalsenkung nennt die Strukturen, die sich senken, und das Ausmaß des Tiefertretens. Die Strukturen umfassen den Uterus, die vordere und hintere Scheidenwand sowie die Nachbarorgane, die an diese Scheidenwände angrenzen. Bei einem passageren Tiefertreten unter Erhöhung des Innendrucks spricht man von einem Deszensus oder einer Senkung, bei einem Vorfallen des gesenkten Genitalanteils vor die Vulva von einem Prolaps. Bei einem Deszensus bzw. Prolaps des Uterus tritt isoliert der im

Hiatus genitalis zentral gelegene Uterus aus dem intraabdominellen Raum durch die Levatorpforte nach kaudal und nimmt die angrenzenden Scheidenwände gleichmäßig mit. Je nach Ausmaß und Persistenz dieses Tiefertretens ergeben sich Befunde von einem leichten, belastungsabhängigen Deszensus bis zum totalen Prolaps des Uterus. Charakteristisch für diese isolierte Genitalsenkung des Uterus ist der primäre Entstehungsmechanismus mit einem Versagen der Leit- und Haltefunktion der Fascia pelvis visceralis. Bei dieser Form der Genitalsenkung findet sich nicht selten eine Elongatio colli uteri, die durch ein zumindest zeitweises Hängenbleiben des Uterus in der Levatorpforte mit dem breiteren Korpusteil herrührt. Schlußendlich wird die Fascia pelvis visceralis strukturell so geschädigt und der Hiatus schließlich so ausgeweitet, daß der Uterus in toto aus dem abdominopelvinen Raum herausgedrückt wird. In der Diagnostik und Therapie von Senkungszuständen des weiblichen Genitales ist die anatomisch-funktionelle Ursache von geringerer Bedeutung, so daß im klinischen Alltag nicht zwischen den unterschiedlichen Maxima der Insuffizienz – Beckenbindegewebe oder M. levator ani – unterschieden werden muß.

Das Tiefertreten der Scheidenwände ist in der Regel eher gekoppelt an eine Schwäche des Beckenbodens, insbesondere des Diaphragma pelvis. Folgt man der von Richter (1985) betonten Systematik, so kann man bei Senkungen der Scheidenwände mit Urethra, Harnblase, Dünndarmschlingen oder Enddarm unterscheiden zwischen Zelen und Ptosen. Bei den Zelen handelt es sich danach lediglich um Ausbuchtungen der intrapelvin verbleibenden Organe, so daß diese Formen auch als „Faszienhernien" gesehen werden können. Bei den Ptosen tritt dagegen ein großer Teil des Organs unter Vorwölbung der Scheidenwand durch den Hiatus urogenitalis, so daß man von einer Hiatushernie sprechen kann. Klinisch ist diese Unterscheidung allerdings von nicht sehr großer Bedeutung, da die Behandlung im wesentlichen gleich bleibt. So spricht man angesichts der klinischen Befunde unter Vernachlässigung dieser grundsätzlich unterschiedlichen Ausprägungsformen von einer Zelenbildung. Dabei unterscheidet man eine Urethro-, Zysto-, Entero- und Rektozele. Diese Zelen können mit einem Descensus uteri gemeinsam auftreten, können aber auch bei hoch fixiertem Uterus isoliert in Erscheinung treten. Auch nach operativer Entfernung des Uterus aus anderen Gründen treten nicht selten Zelen, insbesondere auch Senkungen oder Vorfälle des Scheidenblindsacks in Erscheinung. Wenn eine solche Zele durch die Vulva nach außen tritt, spricht man von einem Scheidenblindsackprolaps. Dieser kann je nach Ausprägung passager unter Druckbelastung oder permanent bestehen.

Funktionsstörungen

Die Funktionseinbußen der in Mitleidenschaft gezogenen Hohlorgane Urethra, Harnblase und Rektum werden an anderer Stelle ausgeführt. Die Senkung der vorderen Scheidenwand mit Anteilen der Harnblase ist häufig vergesellschaftet mit einer Streßharninkontinenz, bei sehr starker Ausprägung oder bei Prolaps auch über einen Quetschharnmechanismus mit einer passageren

Harnsperre. Passagebehinderungen des abführenden Darmes durch eine Rektozele sind dagegen ausgesprochen selten.

Das Ziel der Behandlung ist die dauerhafte Reposition der Reservoirorgane Harnblase und Rektum in die abdominopelvine Höhle unter Rekonstruktion und Straffung der ausgeweiteten Anteile des Beckenbodens sowie die nach einer Hysterektomie suffiziente Fixation des Scheidenblindsacks oberhalb der Levatorebene.

Literatur

Beck L (1969) Morphologie und Funktion der Muskulatur der weiblichen Harnröhre. Enke, Stuttgart

Bender HG, Beck L (1990) Senkungszustände des weiblichen Genitale: Ursachen – Symptomatik – Diagnostik. In: Beck L, Bender HG (Hrsg) Gutartige gynäkologische Erkrankungen II. Urban & Schwarzenberg, München. Klinik der Frauenheilkunde und Geburtshilfe Bd 9, S 36–40

Halban J, Tandler J (1907) Anatomie und Ätiologie der Genitalprolapse beim Weibe. Braumüller, Wien

Kamina P (1979) Anatomie gynecologique et obstetricale. Maloine, Paris

Netter FH (1978) Weibliches Genitale. In: Gitsch E, Reinold E (Hrsg) Genitalorgane, Farbatlanten der Medizin Bd 3. Thieme, Stuttgart, S 96

Peham v H, Amreich I (1930) Gynäkologische Operationslehre. Karger, Basel

Platzer W (1974) Anatomische Voraussetzungen. In: Reiffenstuhl G, Platzer W (Hrsg) Die vaginalen Operationen. Urban & Schwarzenberg. München, S 2–79

Richter K (1985) Lageanomalien. In: Käser O, Friedberg V, Ober KG, Thomsen K, Zander Z (Hrsg) Gynäkologie und Geburtshilfe Bd III/1. Thieme, Stuttgart, S 4.1–4.80

Schlösser HW, Beck L (1990) Anatomie der Harnblase, der Harnröhre und des Beckenbodens bei der Frau. In: Beck L, Bender HG (Hrsg) Gutartige gynäkologische Erkrankungen II. Urban & Schwarzenberg, München, Klinik der Frauenheilkunde und Geburtshilfe Bd 9, S 4–14

Wirkung von Hormonen auf den Beckenboden der Frau

W. Distler

Einleitung

Die Erkenntnis, daß Hormone die neuromuskuläre Funktion beeinflussen, ist schon seit längerem vorhanden. Mit Recht können Hormonwirkungen auch auf den Beckenboden bezogen werden. Denn das Diaphragma pelvis, das Diaphragma urogenitale sowie die äußere Schließmuskelschicht stellen muskulös-bindegewebige Systeme dar, die über Äste des Plexus sacralis und des N. pudendus innerviert werden.

In den gynäkologisch-geburtshilflichen Lehrbüchern wird die Wirkung der Hormone auf den Beckenboden im Zusammenhang mit Schwangerschaft und Postmenopause erwähnt; die Angaben hierzu sind in der Regel allgemein gehalten. Dies wundert nicht, da oft nicht bekannt ist, ob ein spezifisches Hormon direkt die Muskelfaser, die motorische Endplatte, den peripheren Nerv oder die Vorderhornzelle des Rückenmarks beeinflußt. Zur Beantwortung der zahlreichen wissenschaftlichen Fragen können elektronenmikroskopische, elektrophysiologische und immunhistochemische Verfahren weiterhelfen. Für klinische Belange ist das Wissen um die neuromuskuläre Pathophysiologie infolge von metabolischen oder endokrinen Störungen von Wichtigkeit.

Im folgenden Kapitel werden zunächst allgemein die Wirkungen der Hormone beschrieben, sodann spezifische Hormoneffekte auf das neuromuskuläre System bzw. den Beckenboden betrachtet, und abschließend erfolgt eine zusammenfassende Darstellung der klinischen und wissenschaftlichen Daten.

Wirkung der Hormone

Wirkungsmechanismen

Hormone sind Informationsträger, die in ihren Zielorganen eine physiologische Wirkung veranlassen. Teilt man die Hormone in Steroid- und Peptidhormone ein, so sind grundsätzlich zwei Wirkungsmechanismen am Erfolgsorgan zu unterscheiden.

Die Zielzellen der *Steroidhormone* verfügen über in ihrem Zytosol gelöste Rezeptoren. Die lipophilen Steroide diffundieren durch die Zellmembran und werden im Zellinneren an spezifische Rezeptorproteine gebunden; es kommt zur Ausbildung und Aktivierung des Steroid-Rezeptor-Komplexes. Dieser

Komplex diffundiert in den Zellkern und lagert sich an das Chromatin an. Als Folge wird die Bildung von DNS-abhängiger mRNS induziert, die im weiteren die Synthese von neuen Proteinen, insbesondere Enzymen, bedingt.

Die *Peptidhormone* gelangen nicht in das Zellinnere; sie treten vielmehr mit spezifischen Rezeptoren an der Außenseite der Plasmamembran in Wechselwirkungen. Dies führt zu einer Zunahme von zyklischem AMP, das als „second messenger" die im Zytoplasma vorhandenen Enzyme aktiviert und dadurch synthetische Stoffwechselvorgänge einleitet.

Wirkungen auf den Stoffwechsel

Über die molekularbiologischen Wirkungsmechanismen beeinflussen Hormone den Stoffwechsel der Zielorgane (Ufer 1978). So wird der *Eiweißstoffwechsel* vorwiegend von Androgenen, Glukokortikoiden und Schilddrüsenhormonen gesteuert. Androgene fördern die Eiweißanabolie z. B. in der Muskulatur und in den Knochen. Die Glukokortikoide wirken antagonistisch, indem sie bei chronischer Applikation eine Eiweißkatabolie bedingen. Östrogene erhöhen das Bindungsvermögen der Globuline für Thyroxin im Plasma; es ist ein Anstieg des proteingebundenen Jods (PBI) zu beobachten. Die Funktion der Schilddrüse ändert sich dabei nur unwesentlich. In ähnlicher Weise beeinflussen Östrogene die Plasmakortisonspiegel, da sie eine erhöhte Bindungskapazität des Transkortins bedingen. Eine Änderung der Nebennierenrindenfunktion durch Östrogene ergibt sich nicht.

Der Einfluß von Sexualsteroiden auf den *Kohlenhydratstoffwechsel* ist normalerweise gering. Androgene und Östrogene können die Glukosetoleranz erhöhen und damit einen leichten Altersdiabetes verbessern. Glukokortikoide fördern die Kohlenhydratsynthese im Organismus unter Mobilisierung und Abbau von Fett und Eiweiß. Die Einflüsse der Schilddrüsenhormone auf den Kohlenhydratstoffwechsel sind unübersichtlich. Einerseits erhöhen Thyroxin und Trijodthyronin die Empfindlichkeit für Adrenalin, das eine gesteigerte Glykogenolyse in der Leber bewirkt, andererseits werden auch Wirkungen des Insulins verstärkt. Grundsätzlich hemmt Insulin die Glukoneogenese und fördert den Verbrauch von Glukose für alle physiologischen Zwecke, wozu insbesondere die Mobilisation von Energie für die Muskelkontraktion und die Fettsynthese gehören. In den Membranen der Skelettmuskulatur und den Fibroblasten gibt es ein insulinempfindliches Zuckertransportsystem. Über diese Mechanismen vermindert Insulin den Verbrauch von Protein als Brennstoff und fördert gleichzeitig die Proteinbiosynthese; es ist daher ein anaboles Hormon.

Der Vollständigkeit halber soll erwähnt sein, daß auf den *Fettstoffwechsel* zahlreiche Hormone Einfluß haben, wie z. B. Katecholamine, Glukagon, ACTH, TSH, Insulin und Thyroxin. Wasser- und Mineralhaushalt unterliegen ebenfalls steroidalen Einflüssen. Die Angriffspunkte der Gestagene und Östrogene sind unterschiedlich. Gestagene können bei einem peripheren Antagonismus zum Aldosteron diureseförderend wirken, denn Aldosteron bewirkt normalerweise eine verstärkte Natrium- und Wasserretention und damit einen Anstieg des Plasmavolumens. Hingegen dürfte unter einer Östrogenbehandlung die Erhöhung des Vasopressins im Serum für eine vermehrte Wasserretention und für die Ödemneigung verantwortlich sein. Androgene fördern als Anabolika nicht nur den Eiweißanbau, sondern hemmen auch die Kalzium- und Phosphatausscheidung.

Alterungsprozeß und Hormone

Es hat wissenschaftliche Ansätze gegeben, den Alterungsprozeß als Summationseffekt einer Sekretionsverminderung verschiedener endokriner Drüsen zu deuten (Gregerman u. Bierman 1974). Diese Sichtweise wird der Komplexität der Physiologie des Alterns nicht gerecht. Andererseits weisen die Plasmaspiegel der wichtigsten Hormone im Alter ein typisches Spektrum auf (Tabelle 1). Berücksichtigt man die genannten komplexen Wirkungen der Hormone auf den Stoffwechsel des Organismus, so werden die Veränderungen verschiedener klinisch-chemischer Parameter in der Postmenopause erklärbar (Tabelle 2). Zudem geben tierexperimentelle Daten erste Hinweise darauf, daß sich die durch Hormone vermittelte Aktivierung einiger Enzymsysteme (NADPH-Zytochromreduktase, Thyrosinaminotransferase, Tryptophanpyrrolase, Adenylzyklasesystem) mit zunehmendem Alter verzögert (Gregerman u. Bierman 1974). Darüber hinaus sind jedoch die meisten molekularbiologischen Grundlagen des Alterungsprozesses unbekannt.

Tabelle 1. Veränderungen der Hormonspiegel im Plasma bei alten Menschen; ↑ Anstieg, ↓ Abnahme, ↔ keine Änderung, * postmenopausal; freie Spalten bedeuten, daß zur Zeit keine Daten verfügbar sind

	Hormon- konzen- tration im Blut	Antwort auf physiologische oder pharmakologische Stimulation	Verstoff- wechselung/ Abbaurate	Endorgan- ansprech- barkeit
Wachstumshormon	↔	↓		↓
Gonadotropine	↑*			
Thyreotropin (TSH)	↔	↓		↔
Thyroxin (T_4)	↔	↔	↓	↑
Trijodthyronin (T_3)	↓			
Parathormon	↓			↑
Kortisol	↔	↔	↓	
Adrenale Androgene	↓	↓		
Aldosteron	↓		↓	
Insulin	↔	↓	↔	↔
Glukagon	↔	↔		
Testosteron	↓		↓	
Östrogene	↓		↓	

Tabelle 2. Veränderungen verschiedener klinisch-chemischer Parameter in der Postmenopause bzw. während einer Östrogenbehandlung (Kuhl u. Taubert 1987)

Parameter	Postmenopause	Östrogensubstitution
Serum		
Kalzium	↑	↓
Magnesium	↑	↓
Phosphat	↑	↓
Natrium	↑	↓
Kalium	0	0
CO_2	↑	
Bikarbonat	↑	
Laktat	↑	
Pyruvat	↑	
Zitrat	(↑)	
Chlorid	↓	0
Anionenlücke	↑	↓
Harnstoff	↑	↓
Harnsäure	↑	0
Kreatinin	0	
Bilirubin	0	
Hämoglobin	0	
Eisen		
Urin		
Kalzium/Kreatinin	↑	↓
Magnesium/Kreatinin	↑	↓
Phosphat/Kreatinin	↑	↓
Hydroxyprolin/Kreatinin	↑	↓
Kreatinin	↑	
Harnsäure		0

Bedacht werden muß deshalb, daß die morphologischen und funktionellen Veränderungen des neuromuskulären Systems und damit auch des Beckenbodens nur in diesem Gesamtzusammenhang diskutiert werden können.

Spezifische Hormonwirkungen

Östrogene

Es entspricht der täglichen Beobachtung des Praktikers, daß viele Senkungszustände des Genitales sich bei in der Postmenopause auftretendem Östrogenmangel verschlechtern oder überhaupt erst einstellen.

Nach Untersuchungen von Methfessel et al. (1989) lassen sich in mesenchymalen Strukturen des weiblichen Urogenitalsystems (Lig. cardinale, Lig. sacrouterinum, Lig. teres uteri, M. levator ani) Östrogen- und Progesteronrezeptoren nachweisen. Auch Ingelman-Sundberg et al. (1981) konnten über Östrogenrezeptor-positive Gewebeproben aus Anteilen des ventralen Levators (M. pubococcygeus) berichten. Über diese Rezeptoren können Östrogene die Kontraktilität der quergestreiften Muskulatur beeinflussen. Östrogenrezeptoren lassen sich weiter in Fibroblasten nachweisen; die Kollagenbildung des Bindegewebes ist somit östrogenabhängig (Mäkinen et al. 1989). Zur Kollagensynthese im paravaginalen Bindegewebe bei Patientinnen mit und ohne Descensus uteri et vaginae legten Mikänen et al. (1989) eine interessante Studie vor. Neben der histologischen Beurteilung wurde in der Fibroblastenkultur jeder Gewebeprobe die Rate der Kollagensynthese (Kollagen Typ I und III) sowie der Gehalt an Prokollagen-mRNS (Typ I) bestimmt. Es zeigte sich, daß in allen Proben die Anzahl der Fibroblasten sowie das Maß der Kollagen- und Prokollagenbildung mit zunehmendem Alter der Patientinnen in Korrelation zum Östrogenmangel abnahm. Histologisch und biochemisch wiesen die Bindegewebeproben von Frauen mit und ohne Senkungszustand des Genitales hingegen in der entsprechenden Altersgruppe keine Unterschiede auf. Dies ist um so überraschender, da Wagh u. Read (1972) bei Patientinnen mit Leistenhernien biochemisch eine gestörte Kollagensynthese nachweisen konnten.

Die Ansätze zur Klärung der Frage, ob Östrogene den Muskeltonus des Beckenbodens beeinflussen, waren in der Vergangenheit recht unterschiedlich. So verabreichten Stark et al. (1978) 14 Frauen mit vaginalen Senkungszuständen über 8 Wochen konjugierte Östrogene (1,25 mg täglich oral); 13 Kontrollpatientinnen erhielten lediglich Plazebos. Beim Vergleich des Beckenbodentonus mit dem Perineometer (Kegel 1971) konnte zwischen beiden Gruppen kein Unterschied festgestellt werden. Aufgrund dieser Ergebnisse folgern die genannten Autoren, daß der Tonus der Beckenbodenmuskulatur eher nicht von Östrogenen beeinflußt wird; sie empfehlen daher bei „pelvic relaxation" keine Östrogentherapie. Laurberg u. Swash (1989) analysierten in einer aufwendigeren Studie den Einfluß von Alter und Klimakterium auf Funktion, Anatomie und Innervation der anorektalen Sphinktermuskulatur. Als Methoden wurden die anorektale Manometrie („squeeze pressure"), die Bestimmung der Muskelfibrillendichte mittels Elektromyographie sowie die Latenzzeitmessung an der motorischen Endplatte des N. pudendus eingesetzt. Es zeigte sich, daß der „squeeze pressure" des Anorektalkanals bei Frauen nach dem 40. Lebensjahr kontinuierlich abnimmt; dies ist bei Männern nicht der Fall. Die elektromyographisch bestimmte Muskelfibrillendichte der anorektalen Sphinkter war bei Frauen jenseits des 40. Lebensjahres erhöht. Die Latenzzeit an den motorischen Endplatten des N. pudendus nahm mit dem 50. Lebensjahr um 10% zu. Obwohl es im Alter somit zu einer kompensatorischen Zunahme der Muskelfibrillendichte im Sphinkterbereich kommt, sinkt der „squeeze pressure" des Anorektalkanals ab. Zusammenfassend erklären Laurberg u. Swasch (1989) die Tonusverminderung der äußeren Sphinktermuskulatur durch zwei Pathomechanismen: die altersbedingte Beeinträchtigung der motorischen Einheit (Vorderhornzelle, Neurit, Muskelfaser) und die histomorphometrischen Veränderungen der pelvinen Muskulatur durch das Östrogendefizit in der Postmenopause (Laurberg u. Swasch 1989). Smith et al. (1989) gelangen nach neurophysiologischen Untersuchungen an Fasern des M. pubococcygeus zu ähnlichen Schlußfolgerungen. Demnach wird die Tonusreduzierung der Beckenbodenmuskulatur im wesentlichen durch eine partielle Denervation im Kombination mit östrogendeprivativen Effekten bedingt sein.

Die *Schwangerschaft* stellt zur Postmenopause aus endokrinologischer Sicht ein konträres physiologisches Geschehen dar. Bekanntlich haben Östrogene für die Gravidität eine zentrale Bedeutung, da sie schwangerschaftsspezifische Veränderungen des mütterlichen Organismus wesentlich mitgestalten. Die typischen Gewebsveränderungen wie vermehrte Durchblutung, Durchsaftung, Auflockerung und auch Zellhypertrophie sind auch im Bereich des Beckenbodens nachweisbar (Cretius 1980). Im speziellen werden die kollagenen Fasern des Bindegewebes durch eine stärkere Entwicklung der Zwischen- bzw. Grundsubstanz massiver. Die Bindegewebszellen vergrößern sich und sind mit ihren langen Zytoplasmafortsätzen besser darstellbar. Die Dichte der elastischen Fasern wird größer, die einzelnen Fasern erscheinen jedoch dünner und länger. Auch die Beckenbodenmuskulatur hypertrophiert in der Schwangerschaft; die Vermehrung der Muskelzellen durch Mitose (Hyperplasie) oder metaplastische Vorgänge spielen nur eine untergeordnete Rolle (Cretius 1980). Das Beckenbodengewebe gewinnt damit eine solche Dehn- und Entfaltbarkeit, daß es unter der Geburt dem Kind Durchlaß gewähren kann.

Androgene

Obwohl keine Untersuchungen zur molekularbiologischen Wirkung von Androgenen in der Muskelzelle des Menschen vorliegen, sind die myotropen Effekte androgen wirkender Hormone dem Kliniker bekannt; man spricht auch von der anabolen Wirkung dieser Wirkstoffgruppe. Die quantitative Beurteilung der anabolen Wirkung ist über die Förderung des Wachstums des M. levator ani (MLA) der kastrierten infantilen Ratte möglich (Tausk 1973). Tierexperimentelle Untersuchungen von Pellegrino (1970) belegen, daß Testosteron die Glukosepenetration in den Muskel und die Hexosephosphorylation sowie Glykogensynthese der Muskelzellen steigert. Die Stoffwechseleffekte sind mit einer Verbesserung der kontraktilen Eigenschaften des MLA bei der Ratte verbunden (Pellegrino 1970). Zu der Frage, ob Testosteron am MLA selbst, über den N. pudendus oder mittels humoraler Mechanismen wirkt, führten Carlson et al. (1979) Experimente mit freien Transplantaten des M. levator ani bei Ratten durch. Es zeigte sich, daß Testosteron direkt auf die Muskulatur wirkt. Weitere tierexperimentelle Daten besagen, daß die prä- und postnatale Ausprägung der parasympathischen und sympathischen Ganglien des Beckenbereichs (Melvin u. Hamill 1987) sowie die Mehrfachinnervation des MLA (Jordan et al. 1990) durch Androgene beeinflußt wird.

Obwohl diese meist an Ratten gewonnenen Vorstellungen nicht ohne weiteres auf den Menschen übertragen werden können, geben die Tierexperimente doch einen Hinweis darauf, daß neurale und muskuläre Komponenten des Beckenbodens prä- und postnatal hormonellen Einflüssen unterliegen.

Kortikoide

Die Muskelatrophie und Adynamie bei vermehrter Glukokortikoidwirkung sind durch den Muskeleiweißabbau bedingt. Die Adynamie bei Glukokortikoidmangel hingegen beruht auf Elektrolytstörungen und Hypoglykämie. Im Bindegewebe hemmen Kortikoide die Proliferation von Fibroblasten, die Ablagerung von Kollagengrundsubstanzen und die Proliferation von entzündlichem Granulationsgewebe (Pearson 1974).

Muskelschwäche und Adynamie sind typische Symptome (80%) des *Cushing-Syndroms*. Bei elektromyographischen Studien und Proben aus Muskelbiopsien ergaben sich jedoch nur geringgradige Alterationen, obwohl klinisch eine Kortikosteroidmyopathie festzustellen war (Pearson 1974). In ähnlicher Weise wird bei therapeutischer Langzeitapplikation von Kortikosteroiden eine Myopathie induziert. Dabei sollen halogenierte Kortikosteroide (Triamcinolon, Dexamethason) besonders nebenwirkungsreich sein. Untersuchungen von Engel (1966) belegen, daß beim Menschen insbesondere die Muskelfibrillen Typ II im Rahmen der Kortikosteroidmyopathie atrophieren. Höchstwahrscheinlich greifen die Kortikosteroide nicht nur in den Stoffwechsel der Muskulatur selbst ein, sondern bewirken auch über das Nervensystem eine Beeinträchtigung der Muskelfunktion.

Schilddrüsenhormone

Die Hormone der Schilddrüse haben universelle Wirkungen, die alle Körperzellen betreffen; dies wird am klinischen Erscheinungsbild von Patientinnen mit Überschuß oder Mangel an Schilddrüsenhormonen überaus deutlich. Speziell auf die Muskulatur und das Bindegewebe wirken die thyreoidalen Hormone über Veränderungen der Proteinbiosynthese und der Transportmechanismen von Natrium- und Kaliumionen durch die Zellmembran (Natrium-Kalium-Pumpe) sowie über die Förderung der Fettmobilisation (Tausk 1973).

Seit der Beschreibung der *Hyperthyreose* durch Graves (1835) und Basedow (1842) sind Muskelschwäche und -atrophie als Einzelsymptome bekannt. Von einer Myopathie wird seit den elektromyographischen Untersuchungen von Head u. Kirstein (1958) gesprochen. Der Anteil der Patienten mit myopathischer Symptomatik bei Hyperthyreose nimmt mit zunehmendem Lebensalter zu und schwankt zwischen 30 und 80% (Pearson 1974). Große histopathologische Auffälligkeiten lassen sich in bioptischem Material nicht finden; hingegen ist die Verminderung von Kreatinphosphat und ATP wahrscheinlich (Satoyoshi u. Murakama 1963). Auch Elektrolytverschiebungen in der Muskelzelle werden als pathogenetische Prinzipien der Myopathie diskutiert.

Bei der *Hypothyreose* kann eine myxomatöse Myopathie auftreten. Histologisch lassen sich Veränderungen des Sarkolemms und eine Anreicherung von Mukopolysacchariden zwischen den Muskelfibrillen finden. Im Serum fällt eine Erhöhung der Kreatinphosphokinase (CPK) auf, die wahrscheinlich durch eine erhöhte Membranpermeabilität der Muskelzellen bedingt wird (Pearson 1974).

Diabetes mellitus

Als Begleiterkrankungen des Diabetes mellitus gelten die Poly- und Mononeuropathie sowie die diabetische Amyotrophie. Hierbei handelt es sich um Komplikationen, die die neuromuskulären Systeme lokal oder global beeinflussen. Obwohl die Begriffsbestimmung einer diabetischen Myopathie heute noch nicht eindeutig ist (Pearson 1974), muß doch von klinischer Seite ein Einfluß des Diabetes mellitus auf die Beckenbodenmuskulatur berücksichtigt werden, insbesondere wenn die Symptomatik einer diabetischen Neuropathie mit sensibler Hyperpathie, Abschwächung der Eigenreflexe, Muskelparesen oder Störungen der Blasen- und Darmfunktion besteht. Bezüglich der diagnostischen und therapeutischen Konsequenzen wird auf die einschlägige Fachliteratur verwiesen (Williams u. Porte 1974).

Schlußfolgerungen

Zu den spezifischen Hormonwirkungen wird auch die Beeinflussung der neuromuskulären Systeme gerechnet; das neuromuskuläre Gefüge des Beckenbodens stellt dabei keine Ausnahme dar.

Bei der Beckenbodeninsuffizienz im Alter überlagert sich der normale Alterungsprozeß als ätiologischer Faktor mit dem Östrogenmangel in der Postmenopause. Wahrscheinlich bewirkt der Östrogenmangel die Tonusverminderung sowie die histomorphometrischen Veränderungen der Beckenbodenmuskulatur. Dazu kommen im Rahmen des physiologischen Alterns die Beeinträchtigung der motorischen Einheit (Vorderhornzelle, Neurit, Muskelfaser) und deutliche morphologische Alterationen des Bindegewebes. In der Schwangerschaft hingegen läßt sich unter Einfluß hoher Östrogenspiegel eine Hypertrophie der Beckenbodenmuskulatur mit vermehrter Durchblutung, Durchsaftung und Auflockerung feststellen; auf diese Weise gewinnt das Beckenbodengewebe in höchstem Maße seine Dehn- und Entfaltbarkeit.

Die Wirkung von Androgenen auf den Beckenboden der Frau ist zur Zeit noch nicht beurteilbar, da lediglich tierexperimentelle Daten vorliegen. Die Langzeitapplikation von Kortikosteroiden oder aber Zustände mit einem Hyperkortizismus können eine Myopathie induzieren, in die auch die Beckenbodenmuskulatur mit einbezogen ist. Der Mangel wie auch der Überschuß an Schilddrüsenhormonen kann zu Muskelschwäche und -atrophie führen. Die thyreoidale Myopathie beruht auf biochemischen Veränderungen innerhalb der Muskelzelle. Auch ein Diabetes mellitus kann mit einer myopathischen Komponente einhergehen. Als Folgerungen für die Klinik ergibt sich: Bei Veränderungen im Beckenbodenbereich der Frau sind Östrogenmangelzustände und Endokrinopathien anamnestisch sowie therapeutisch zu berücksichtigen; der normale Alterungsprozeß verstärkt die Pathophysiologie der genannten endokrinen Effekte. Dieser Gesamtzusammenhang muß bei therapeutischen Bemühungen hinreichend Berücksichtigung finden.

Literatur

Carlson BM, Herbrychova A, Gutmann E (1979) Retention of hormonal sensitivity in free grafts of the levator ani muscle. Exp Neurol 60:94–107

Cretius K (1980) Morphologie und Funktion der Genitalorgane. In: Friedberg V, Rathgen GH (Hrsg) Physiologie der Schwangerschaft. Thieme, Stuttgart, S 262

Engel AG (1966) Electron microscopic observations in thyrotoxic und corticosteroid-induced myopathies. Mayo Clin Proc 47:97

Gregerman RL, Bierman EL (1974) Aging and hormones. In: Williams RH (ed) Textbook of endocrinology. Saunders, Philadelphia, p 1059

Head R, Kirstein L (1958) Thyrotoxic myopathy. J Neurol Neurosurg Psychiatry 21:270

Ingelman-Sundberg A, Rosen J, Gustafson SA, Carlström K (1981) Cytosol estrogen receptors in the urogenital tissues in stress-incontinent women. Acta Obstet Gynecol Scand 60:585–586

Jordan CL, Letinsky MS, Arnold AP (1990) Critical period for the androgenic block of neuromuscular synapse elimination. J Neurobiol 21:760–767

Kegel AH (1971) Exercise in the treatment of genital relaxation, urinary stress incontinence and sexual dysfunction. In: Greenhill JP (ed) Office gynecology, 9th edn. Year Book Med, Chicago, p 188

Kuhl H, Taubert H-D (1987) Das Klimakterium. Thieme, Stuttgart

Laurberg S, Swash M (1989) Effects of aging on the anorectal sphincters and their innervation. Dis Colon Rectum 32:737–742

Mäkinen J, Kähäri V-M, Söderström K-O, Vuorio E, Hirvonen T (1987) Collagen synthesis in the vaginal connective tissue of patients with and without uterine prolapse. Eur J Obstet Gynecol Reprod Biol 24:319–325

Melvin JE, Hamill RW (1987) The major pelvic ganglion: androgen control of postnatal development. J Neurosci 6:1607–1612

Methfessel HD, Richter H, Seliger E, Retzke U, Methfessel G, Blau U (1989) Estrogen- und Progesteronrezeptoren in mesenchymalen Strukturen des weiblichen Urogenitaltraktes. Zentralbl Gynäkol 111:503–506

Pearson CM (1974) Muscle und hormones. In: Williams RH (ed) Textbook of endocrinology. Saunders, Philadelphia, p 994

Pellegrino C (1970) The effects of testosterone on the ultrastructure and glycogen synthesis in the levator ani muscle of the rat. In: Walton JN, Canal N (eds) Muscle diseases. Int Congr Ser 199, Excerpta Medica Foundation, Amsterdam, p 704

Satoyoshi E, Murakama K (1963) Myopathy and thyrotoxicosis, with special emphasis on an effect of potassium ingestion on serum and urinary creatine. Neurology 13:645

Smith ARB, Hosker GL, Warrell DW (1989) The role of partial denervation of the pelvic floor in the aetiology of genitourinary prolapse and stress incontinence of urine. A neurophysiological study. Br J Obstet Gynecol 96:24–28

Stark M, Adoni A, Milwidsky A, Gilon G, Palti Z (1978) Can estrogens be useful for treatment of vaginal relaxation in elderly women? Am J Obstet Gynecol 131: 585–586

Tausk M (1973) Pharmakologie der Hormone. Thieme, Stuttgart

Ufer J (1978) Hormontherapie in der Frauenheilkunde, 5. Aufl. de Gruyter, Berlin

Wagh P, Read R (1972) Defective collagen synthesis in inguinal herniation. Am J Surg 124:819–822

Williams RH, Porte D (1974) The pancreas. In: William RH (ed) Textbook of endocrinology. Saunders, Philadelphia, p 502

Diagnostik der Beckenbodenanatomie und -funktion einschließlich bildgebender Verfahren

G. Kindermann und G. Debus-Thiede

Einleitung

Der Beckenboden schließt die Bauchhöhle nach kaudal ab. Bedingt durch die aufrechte Körperhaltung des Menschen sind die Beckenbodenmuskeln (1) äußere Muskelschicht: M. bulbocavernosus, M. transversus perinei superficialis, M. sphincter ani externus, M. ischiocavernosus; (2) innere Muskelschicht; M. levator ani bestehend aus M. pubococcygeus, M. iliococcygeus und M. coccygeus) durch den Eingeweidedruck einer Dauerbelastung ausgesetzt. Der weibliche Beckenboden wird zudem durch Schwangerschaften und Geburten stark beansprucht. Da dem M. levator ani die Beckeneingeweide (Blase, Uterus, Ampulla recti) aufliegen, kommt es insbesondere bei Frauen zu Senkungszuständen des Urorektogenitaltrakts. Diese können Beschwerden machen, die dann als „Druckgefühl nach unten" sowie Funktionsstörungen von Blase und/oder Darm (Inkontinenz, Blasenentleerungsstörungen, Obstipation) angegeben werden. Darüber hinaus sieht der Gynäkologe Deszensuszustände im Rahmen von Vorsorgeuntersuchungen, ohne daß die Patientin Beschwerden hat.

Die Ursache für Störungen der Blasen- und Darmfunktion ist nach heutigem Wissensstand komplex. Anatomische Gründe sind die Erweiterung des Levatorspalts durch Geburten sowie der Verlust der orthotopen Fixation des Blasenhalses und der mittleren Urethra an der Symphyse (DeLancey 1986), neurologische Ursache ist die Schädigung des N. pudendus durch Geburten (Swash et al. 1985), und (alters)physiologische Ursachen sind Veränderungen der Myoarchitektur und der kollagenen und fibroelastischen Bindegewebsfasern (P. Lierse, persönliche Mitteilung 1990; Koelbl 1989; Sayer 1990).

Das Ziel einer gründlichen Beckenbodendiagnostik sollte sein, diese Faktoren so gut wie möglich zu erfassen, um eine angepaßte und suffiziente Therapie durchführen zu können.

Klinische Untersuchungen des Beckenbodens

Nach sorgfältiger Anamnese folgen die klinischen Untersuchungen:

1) Inspektion der Vulva; Streßtest und Bonney- (oder Marshall-Marchetti-)-Probe
2) Spekulumeinstellung,

3) neurologische Untersuchung,
4) Palpation des inneren Genitales und des M. levator ani,
5) Beckenboden-EMG.

Inspektion der Vulva

Feuchtigkeitszonen im Bereich der Vulva und perianal können ein Kriterium für eine Harninkontinenz sein. Differentialdiagnostisch muß beim perianalen Ekzem ein Darmkarzinom ausgeschlossen werden. Aber auch massiver Fluor kommt als Ursache für Ekzeme im Genitalbereich in Frage.

Deszensuszustände gehen fast immer mit einem Klaffen des Vulvaspaltes einher. Der Introitus vaginae klafft bereits in Ruhe. Beim Pressen öffnet sich der Vulvaspalt noch weiter und man beobachtet ein Tiefertreten der Portio uteri und/oder ein Heraustreten von vorderer und/oder hinterer Scheidenwand oder der Portio uteri.

Läßt man die Patientin husten, kann man bei schweren Formen der Harninkontinenz Urinabgang aus der Urethra beobachten (Streßtest).

Um zu prüfen, ob eine Elevation der Blasenhalsregion im Rahmen einer Kolposuspensionsoperation effektiv sein könnte, hilft die *Bonney-*(oder *Marshall-Marchetti-)Probe* weiter: Mit Zeige- und Mittelfinger wird die vordere Vaginalwand im Blasenhalsbereich gegen die Symphysenhinterkante gehoben, ohne dabei die Urethra zu komprimieren. Die Patientin muß nun erneut husten, der „positive" Test zeigt jetzt Kontinenz.

Spekulumeinstellung

Sie ermöglicht die Beurteilung von Deszensuszuständen von vorderer und hinterer Scheidenwand mit Urethrozystozele/Enterozele-Rektozele sowie der Vaginalhaut. Auch Urethradivertikel und/oder Gartnergangszysten sowie Kolpitiden als eventuelle Ursachen für Blasenfunktionsstörungen können bei der Spekulumeinstellung gesehen werden. Bei der Streßinkontinenz ist der Suburethral- (oder Zystourethral-)Winkel häufig verstrichen. Andererseits kann die Blasenentleerung bei ausgeprägter Zystozele, d. h. bei isolierter (ballonförmiger) Senkung des oberen Anteils der vorderen Scheidenwand, ebenso wie beim Uterusprolaps (Abb. 1 a–d) behindert sein. Analoge Verhältnisse und Funktionsstörungen finden sich bei Rektozelenbildung. Diese ist nicht selten mit Defäkationsstörungen (Obstipation/mechanisch bedingte Entleerungsstörung/Diarrhö) verbunden.

Neurourologische Untersuchung

Im Rahmen neurologischer Erkrankungen sind Funktionsstörungen von Blase und/oder Darm relativ häufig. So muß differentialdiagnostisch auch bei des-

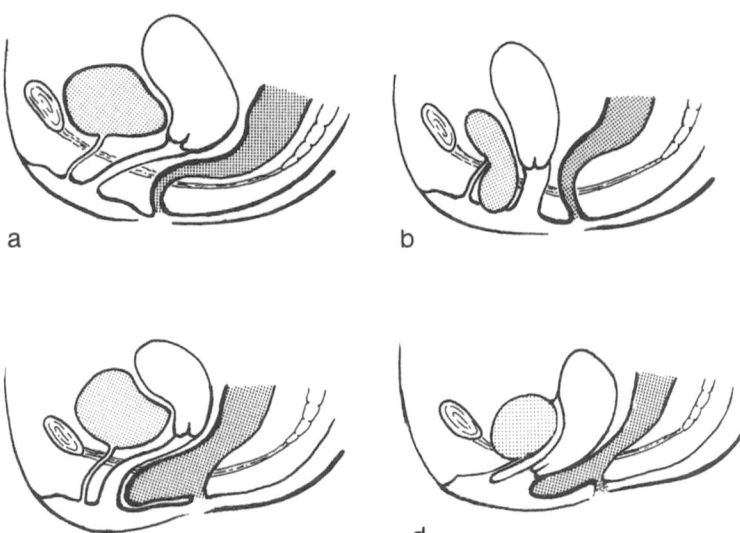

Abb. 1a–d. Lagebeziehungen der Organe des kleinen Beckens zur Beckenbodenmuskulatur. **a** Normalbefund (die Organe liegen dem M. levator ani auf); **b** große Zystozele, die die Urethra komprimiert; es resultiert eine Blasenentleerungsstörung; **c** große Rektozele, die die Urethra komprimiert; es resultieren Entleerungsstörungen von Blase und Darm; **d** Deszensus von Blasenhals, Uterus, Vagina und Rektum

zensusbedingten Entleerungsstörungen immer eine neurogene Störung ausgeschlossen werden.

Die grobneurologische Untersuchung, die im Rahmen der Beckenbodendiagnostik obligatorisch ist, umfaßt die Prüfung der Hirnnerven, die Feststellung von Gang- und Bewegungsstörungen sowie der sensiblen und somatomotorischen Innervation des Beckenbodens, d. h. der Spinalnerven S1–S5 und des Plexus sacralis L5–S3, wie in der folgenden Übersicht dargestellt. Die segmentale Innervation im Unterbauch und Genitalbereich zeigt Abb. 2.

Neurourologische Untersuchung

- Hirnnervenprüfung
- Gang- und Bewegungsprüfung
- Prüfung von sensibler und somatomotorischer Innervation
- – Sensibilität im Genitalbereich ⎫
          am Damm   ⎬ L1–S5
          an den Oberschenkeln ⎭

- – Anal- und Bulbospongiosusreflex ⎫
- – Tonus des M. sphincter ani externus ⎬ S1–S2
- – Achillessehnenreflex ⎪
- – Patellarsehnenreflex ⎭

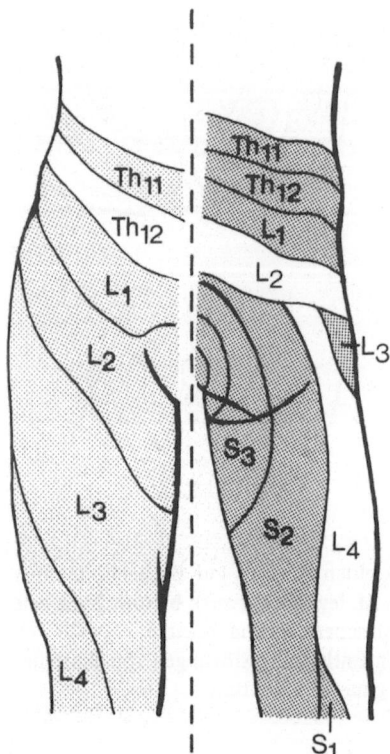

Abb. 2. Segmentales Innervationsmuster der Haut im Unterbauch und Genitalbereich

Das Fehlen von Achillessehnenreflex und/oder Bulbocavernosusreflex, Sensibilitätsstörungen am Damm, eine Reithosenanästhesie und ein verminderter Tonus des M. sphincter ani externus sind eindeutige Hinweise auf Läsionen in diesem Bereich.

Palpation des Beckenbodens

Die Tastuntersuchung des Beckenbodens und des kleinen Beckens schließt den klinischen Untersuchungsteil ab. Mit der bimanuellen Untersuchung des inneren Genitales werden Vergrößerungen des Uterus bzw. der Adnexe erfaßt, die gelegentlich Ursache für eine Blasen- oder Darmfunktionsstörung sein können (mechanische Entleerungsstörungen, Druck auf Blase und/oder Darm). Lageveränderungen von Uterus und Blasenhalsbereich können ertastet werden, indem z. B. die Portio uteri oder der Blasenhalsbereich mit Zeige- und Mittelfinger palpatorisch vom Ruhe- in den Preßzustand verfolgt wird. Wichtiger Bestandteil der Palpationsuntersuchung ist die Prüfung des M. levator ani. Läßt man die Patientin husten, spürt man i. allg. eine reflektorische Anspannung der Levatorschenkel am untersuchenden Finger. Die Beurteilung von Dicke,

Diagnostik der Beckenbodenanatomie und -funktion 39

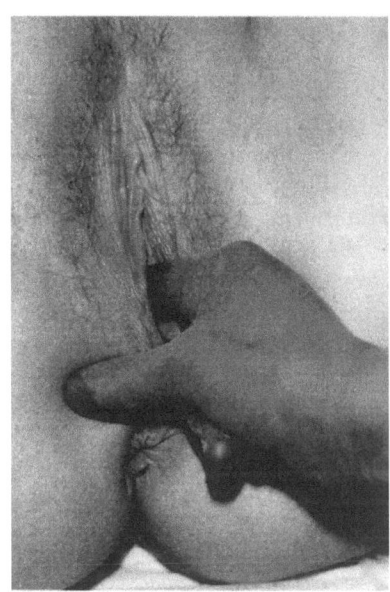

Abb. 3. Palpationsuntersuchung des M. levator ani, pars pubococcygea

Kontinuität und Unverletztheit erfolgt im Seitenvergleich: Mit dem in die Vagina eingeführten Zeige- und Mittelfinger und dem vom Damm her palpierenden Daumen tastet man die Muskelschenkel ab (Abb. 3).

Nicht selten findet man Seitendifferenzen bzw. einseitige Defekte, die mit vorangegangenen Episiotomienarben korrelieren. Allerdings sind diese Defekte nicht immer mit Funktionsstörungen verbunden. So kann trotz Levatorasymmetrie eine symmetrische, kräftige Kontraktion der beiden Levatorschenkel vorhanden sein.

Die Stärke und Symmetrie der Beckenbodenkontraktion ist ein weiterer Aspekt der klinischen Untersuchung. Höheres Alter und wiederholte Traumatisierung durch Geburten sind häufig mit abnehmender Kontraktionsfähigkeit und -stärke der Pubococcygeusschlinge verbunden.

Abschließend werden Tonus, Kontraktionskraft und -dauer des M. sphincter ani externus geprüft. Mit dem rektal untersuchenden Finger können gleichzeitig Ausmaß und Ausdehnung einer Rektozele erfaßt werden.

Die folgende Übersicht zeigt schematisch nochmals die wesentlichen Elemente der Tastuntersuchung.

Palpation der Beckenbodenmuskulatur (Pubococcygeusschlinge)

- Prüfung der Symmetrie (Dicke, Kontinuität, Verletzungen im Seitenvergleich)
- Prüfung der Reflexaktivität beim Husten
- Prüfung der Kontraktionskraft
- Prüfung der Kontraktionsdauer

Beckenboden-EMG

Obwohl dem Beckenboden-EMG bei der Beckenbodendiagnostik nur eine untergeordnete Rolle zufällt, soll es der Vollständigkeit halber erwähnt werden.
Die Ableitung erfolgt als *Summen-EMG* durch Applikation von Klebe- oder Plugelektroden perianal oder intravaginal oder als *Einzelfaser-EMG* über konzentrische Nadelelektroden aus dem M. sphincter urethrae externus.

Im Normalfall kann eine reflektorische Aktivitätszunahme bei Husten oder Pressen sowie eine willkürliche Aktivitätszunahme beim Anspannen der Beckenbodenmuskulatur aufgezeichnet werden. Außerdem findet sich eine zunehmende Muskelaktivität bei zunehmender Blasenfüllung.

Bei Blasenentleerungsstörungen, die durch Erkrankungen des Rückenmarks oberhalb des Sakralmarks bedingt sind (multiple Sklerose, Verletzungen des Halsmarks oder des Thorakalmarks), findet sich das typische Bild der Detrusor-Sphinkter-Dyssynergie, d. h. gleichzeitig mit der Detrusorkontraktion kommt es zu einer Beckenbodenkontraktion. Damit ist die Miktion unmöglich.

Die Latenz zwischen elektrischer Stimulation des N. pudendus über eine Katheterelektrode, die in die Urethra eingeführt wird, und der Levatorkontraktion wird als *sakrale Reflexlatenzzeit* bezeichnet. Swash et al. (1985) fanden bei Frauen post partum eine Verlängerung der sakralen Reflexlatenzzeit. Dies ist beweisend für eine Schädigung des motorischen oder sensorischen Anteils des sakralen Reflexbogens. Aber auch eine Störung des Sakralmarks selbst kann ursächlich verantwortlich sein.

Bildgebende Verfahren in der Beckenbodendiagnostik

Der klinische Untersuchungsgang gibt einen detaillierten Überblick über die anatomische, physiologische und neurologische Funktion des Beckenbodens. Bildgebende Verfahren ergänzen den Untersuchungsgang. Die wichtigsten Methoden der bildgebenden Diagnostik sind in der folgenden Übersicht zusam-

---

Bildgebende Verfahren zur Funktionsdiagnostik des Beckenbodens

---

1) Radiologische Verfahren
   - i. v. Urogramm
   - laterales Zystourethrogramm
   - Miktionszystourethrogramm
   - Beckenviszerogramm
   - Videourodynamik
2) Sonographische Verfahren
   - rektale Endosonographie
   - Introitussonographie
3) Kernspintomographie

mengestellt. Sie nutzen die Möglichkeit, die Organe des kleinen Beckens (Blase, Vagina, Darm) mit kontrastgebenden Medien zu markieren, ihre Lage(veränderung) darzustellen, um so indirekt eine Aussage über die Funktion des Beckenbodens machen zu können.

Radiologische Methoden

Bereits in der a.-p.-Aufnahme des *i. v.-Urogramms* ist aus der Lage der kontrastmittelgefüllten Blase im Verhältnis zur Symphysenunterkante eine grobe Beurteilung der Beckenbodenfunktion möglich.

Im *lateralen Zystourethrogramm* wird die Blase retrograd mit Kontrastmittel aufgefüllt und die Urethra mit Docht oder Metallkette markiert. Im lateralen Strahlengang wird unter Ruhebedingungen und beim Pressen die Lage von Blase und Urethra im Verhältnis zu den knöchernen Strukturen des Beckens beurteilt (Abb. 4). Normalwerte für dieses Verfahren wurden von Green (1972) erstellt. Dabei werden die Inklination der Urethra (Winkel α) mit der aufrechten Körperachse der Patientin ($< 35°$) sowie der urethrovesikale Winkel β angegeben ($90-100°$) (Abb. 5).

Das *Miktionszystourethrogramm* erfaßt die Lageveränderung der unteren ableitenden Harnwege bei völliger Relaxation des Beckenbodens, wie sie bei der Miktion normalerweise besteht. Die Methode ist im Rahmen von Untersuchungen bei Miktionsstörungen wertvoller als bei der reinen Deszensus- und Inkontinenzdiagnostik. Sie gibt außerdem Auskunft über einen eventuellen vesikoureteralen Reflux.

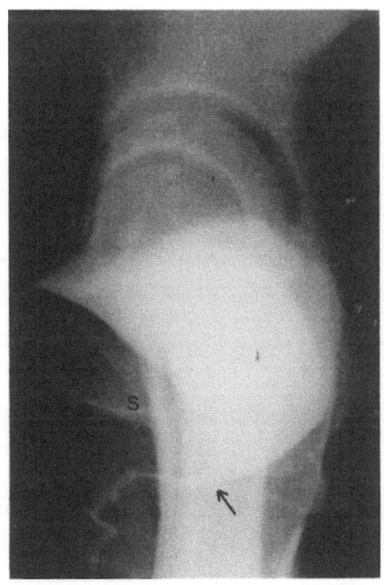

Abb. 4. Laterales Zystourethrogramm.
S Symphyse, → Blasenhals

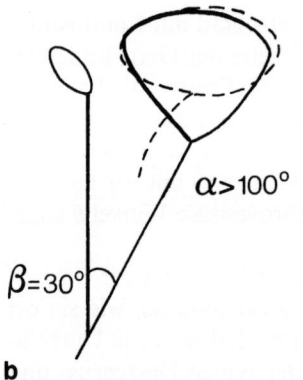

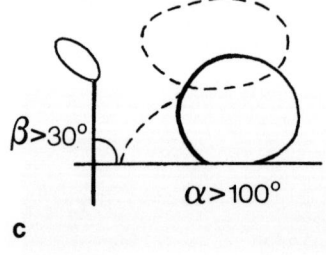

Abb. 5a–c. Deszensusformen des Blasenhalses nach Green. **a** Normalbefund; **b** Green Typ I (vertikaler Deszensus); **c** Green Typ II (rotatorischer Deszensus)

Sowohl im lateralen Zystourethrogramm als auch im Miktionszystourethrogramm ist keine Beurteilung von Lageveränderungen der benachbarten Organe (Vagina, Uterus, Rektum) möglich, die zu Verdrängungen von Blase und/oder Urethra führen können, weshalb eine Streßinkontinenz unerkannt bleiben kann.

Diesem Problem hat Richter (Richter et al. 1974) mit der *Beckenviszerographie* Rechnung getragen. Durch Markierung von Vagina und Rektum mittels Bariumbrei kann bei dieser Methode eine Aussage über die Lagebeziehungen der Organe des kleinen Beckens zueinander gemacht werden (Abb. 6). Rückschlüsse auf Beckenbodendefekte sind wesentlich eindeutiger zu treffen als anhand von lateralem Zystourethrogramm oder Miktionszystourethrogramm.

Diagnostik der Beckenbodenanatomie und -funktion 43

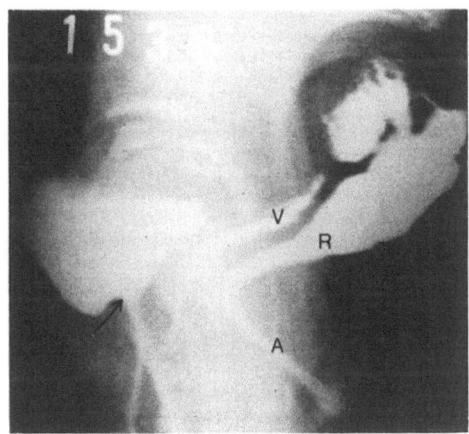

Abb. 6. Viszerogramm nach Richter.
V Vagina, *A* Analkanal, *R* Rektum,
→ Blasenhals

Ein sehr aufwendiges Verfahren im Rahmen der Beckenbodendiagnostik ist die *Videourodynamik*. Sie kombiniert die simultane Druckmessung in Blase und Rektum mit der Darstellung der Funktion von Blase und Urethra unter Bildwandlerkontrolle. Das bringt eine zusätzliche Strahlenbelastung für Patientin und Personal mit sich. Da die Methode technisch sehr aufwendig ist, bleibt sie speziellen Fragestellungen wie neurogenen Blasenfunktionsstörungen vorbehalten.

Sonographische Verfahren

In den letzten 10 Jahren hat man zunehmend versucht, die radiologischen Verfahren durch sonographische Methoden zu ersetzen. Auch sie geben durch Darstellung der unteren ableitenden Harnwege indirekt Auskunft über die Beckenbodenfunktion. Die Vorteile der Sonographie zeigt die folgende Übersicht.

Bei der *transrektalen oder transvaginalen Endosonographie* wird der ca. fingerdicke Schallkopf in Rektum oder Vagina eingeführt, so daß ein sagittales Schnittbild von Vagina, Urethra und Blasenboden (Abb. 7a,b) entsteht.

Vorteile der Sonographie zur Beckenbodendiagnostik gegenüber radiologischen Verfahren

---

- keine Strahlenexposition
- keine Sicherheitsvorkehrungen für Patientin und Personal
- keine zeitliche Limitierung der Untersuchung
- beliebige Wiederholbarkeit der Untersuchung
- klinische und bildgebende Methoden in einer Hand

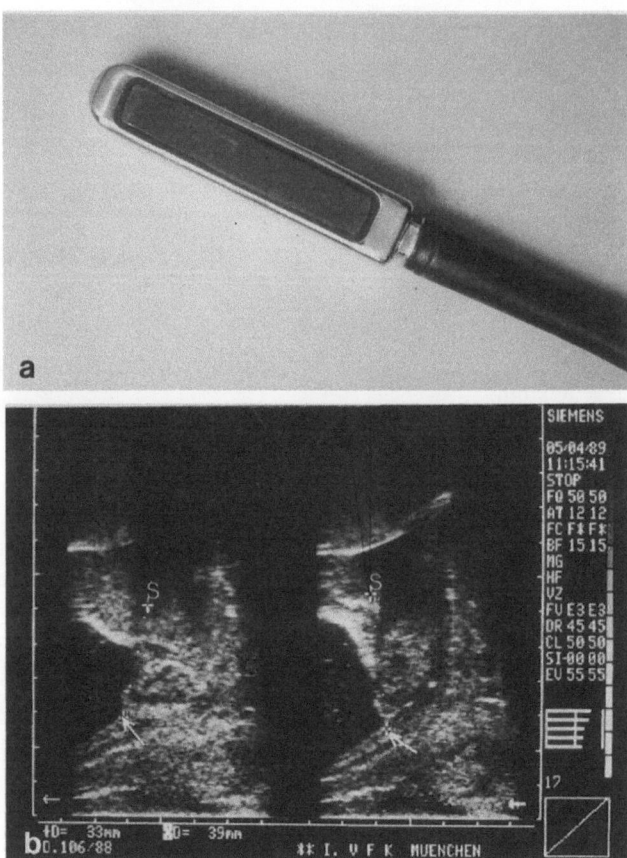

Abb. 7a, b. Transrektale Endosonographie des Beckenbodens. **a** transrektaler Linearscanner, 3,5 MHz (Fa. Siemens); **b** transrektales Ultraschallbild von Blase und Urethra (*S* Symphyse, → Blasenhals), Normalbefund

So können die Lage des Blasenhalses im Verhältnis zur Symphyse sowie Lageveränderungen bei Pressen, Husten und Anspannen des Beckenbodens beurteilt werden. Außerdem erlaubt die Methode die Beobachtung des Blasenhalses selbst, insbesondere seiner (trichterförmigen) Eröffnung bei intraabdomineller Druckerhöhung als funktionelles Korrelat der Streßinkontinenz. Im Gegensatz zu den radiologischen Methoden kann bei den Ultraschallverfahren ohne Probleme die Beobachtung über längere Zeit und wiederholt stattfinden. Besonders vorteilhaft gegenüber radiologischen Verfahren ist die Tatsache, daß die Untersuchungen unter dynamischen Bedingungen durchgeführt werden können.

Lageveränderungen von Vagina und Darm werden nicht erfaßt. Andererseits erlaubt diese Untersuchung im Gegensatz zu allen anderen hier dargestellten Verfahren die Darstellung des M. sphincter urethrae externus. Normwerte

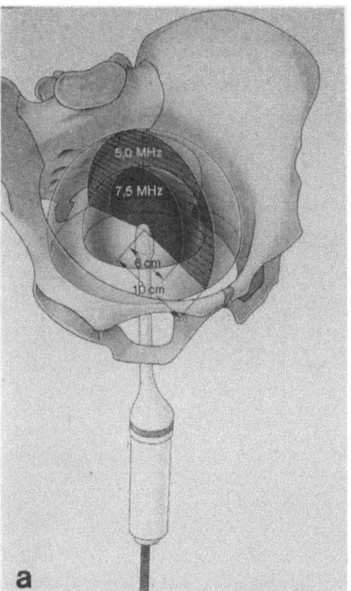

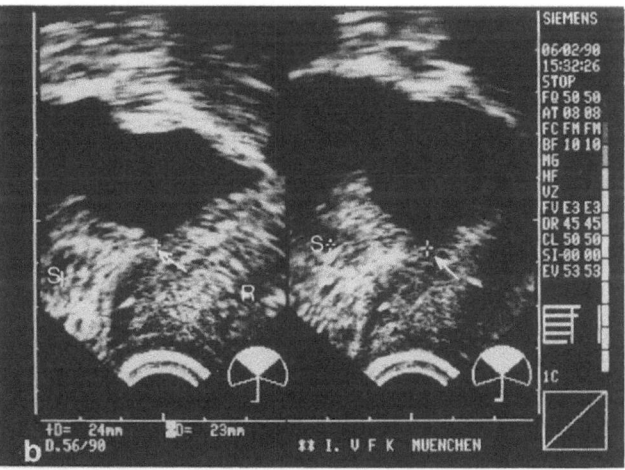

Abb. 8a, b. Introitussonographie. **a** 120°-Sektorscanner, 5 MHz (Fa. Siemens); **b** Introitussonographie in Ruhe und beim Pressen (*S* Symphyse, → Blasenhals, *B* Blase, *V* Vagina, *R* Rektum), Normalbefund

für ein „gesundes" weibliches Kollektiv von Nulliparae mit normaler Altersverteilung wurden von Debus-Thiede u. Bihler (1991) erstellt. Danach ist bei intaktem Beckenboden die Rotation des Blasenhalses um die Symphyse von 21° als normal anzusehen.

Bei der *Introitussonographie* wird ein Sektorschallkopf verwendet, der so an den Introitus vaginae adaptiert wird, daß ein sagittales Schnittbild von Urethra, Blase, Vagina und Rektum entsteht (Abb. 8a, b). Knöcherner Fixpunkt bei dieser Untersuchung ist ebenfalls die Symphyse. Vorteilhaft gegenüber der transrektalen Endosonographie ist die Tatsache, daß die Übersicht über alle Organe, die dem Beckenboden aufliegen, eine gute Abschätzung der Funktion des Beckenbodens erlaubt. Es konnte gezeigt werden, daß bei gesunden Patientinnen mit einer normalen Beckenbodenfunktion die Mobilität des Blasenhalses nicht mehr als 12,5° beträgt (Debus-Thiede u. Bihler 1991).

Im Rahmen der Diagnostik der weiblichen Beckenbodeninsuffizienz gewinnt die Sonographie zunehmend an Bedeutung, zumal sie von demselben Untersucher durchgeführt werden kann, der die klinischen Untersuchungen vornimmt, keinerlei Strahlenbelastung für Patientin und Personal mit sich bringt, beliebig lange dauern kann, beliebig oft wiederholt werden kann und von fast allen Patientinnen gut toleriert wird. Der größte Vorteil der Sonogra-

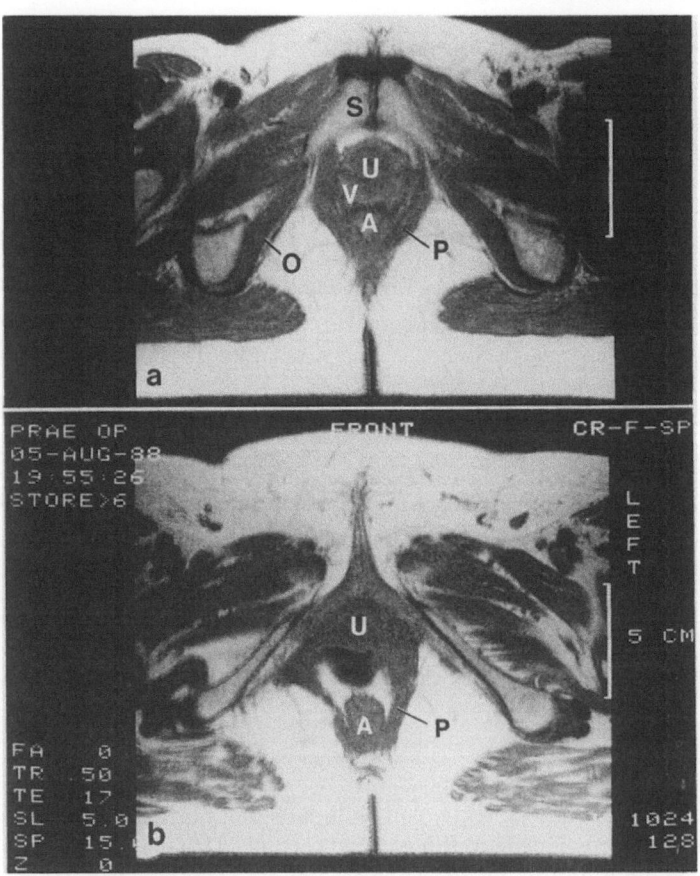

Abb. 9a, b. Kernspintomographie des Beckenbodens. **a** Normaler Befund im Bereich der Pubococcygeusschlinge (*P, S* Symphyse, *U* Urethra, *V* Vagina, *A* Anus, *O* M. obturatorius internus; **b** Zustand nach Partus mit rechts-mediolateraler Episiotomie und Defekt im Bereich der linken Pubococcygeusschlinge (*P*); *U* Urethra, *A* Anus

phie ist die Möglichkeit der Untersuchung funktioneller Abläufe unter Vermeidung von Strahlenexposition im Gegensatz zu statischen Untersuchungen bei der konventionellen Radiologie bzw. einer erheblichen Strahlenbelastung bei Durchleuchtungsverfahren (Videourodynamik). Erste Erfahrungen bei der Kombination der sonographischen Methoden mit simultaner Druckmessung scheinen hier ein neues Einsatzgebiet zu eröffnen.

Kernspintomographie

Nach ersten Erfahrungen ist es mittels der *Kernspintomographie (KST)* möglich, auf nichtinvasivem Wege die Beckenbodenmuskulatur zu beurteilen. Die Pubococcygeusschlinge, die annähernd parallel zur Schnittebene der KST verläuft, kann gut dargestellt werden (Abb. 9a, b). Ihre Integrität (Narben, degenerative Veränderungen) und das Muskelvolumen können beurteilt bzw. ausgemessen werden. Auf diese Weise wird man weitere Erfahrungen über die normale Beckenbodenanatomie gewinnen und Veränderungen und deren pathophysiologische Ursachen ermitteln können.

Literatur

Debus-Thiede G, Bihler K (1991) Endosonography in urodynamics – criteria and indications. 1st Conference on Ultrasound in Obstetrics and Gynaecology, London 7.–10. 1. 1991 (zur Publikation vorgelegt)

DeLancey JOL (1986) Correlative study of paraurethral anatomy. Obstet Gynecol 68:91–97

Green T (1977) Selection of vaginal or suprapubic approach in operative treatment of urinary stress incontinence. Clin Obstet Gynecol 20/4:881–901

Koelbl H, Strassegger H, Riss P, Gruber H (1989) Morphologic and functional aspects of pelvic floor muscles in patients with pelvic relaxation and genuine stress incontinence. Obstet Gynecol 74:789–795

Richter K, Hausegger K, Lissner J, Kümper HJ, Koch J, Macketanz B (1974) Die Dochtmethode. Eine vervollkommnete Form der Kolporektographie. Geburtshilfe u. Frauenheilkd 34:711–719

Sayer T (1990) New approaches in stress urinary incontinence. In: Proceedings of the 20th Annual Meeting of the International Continence Society

Swash M, Henry MM, Snooks SJ (1985) Unifying concept of pelvic floor disorders and incontinence. J R Soc Med 78:906–911

Therapieprinzipien bei Störungen der Beckenbodenanatomie und der Harninkontinenz der Frau

Th. Schwenzer und H. G. Bender

Die enge anatomische Beziehung zwischen innerem Genitale und den Nachbarorganen Blase und Harnröhre sowie der funktionelle Zusammenhang zwischen Senkungen des inneren Genitales und der Ausbildung einer Blasenverschlußinsuffizienz machen verständlich, daß die Therapie der Streßharninkontinenz der Frau eine ebenso lange gynäkologische Tradition hat wie die operative Korrektur senkungsbedingter Beschwerden.

Beschwerdebilder bei Deszensus und Harninkontinenz

Die Beschwerdebilder von Patientinnen mit Deszensus und/oder Streßinkontinenz sind in der Gynäkologie sehr unterschiedlich. Häufig stehen Senkungsbeschwerden wie Druckgefühl, Kohabitationsstörungen, Defäkationsprobleme oder vaginaler Fluor bei rezidivierenden Kolpitiden im Vordergrund. Andere Patientinnen kommen wegen Blutungsstörungen bei gleichzeitigem Uterus myomatosus oder müssen wegen dysplastischer Portioveränderungen behandelt werden. In diesen Fällen wird eine eventuell bestehende gelegentliche Inkontinenz oft nur auf gezielte Nachfrage angegeben und ist für die Patientin u. U. kaum störend. Andere Patientinnen suchen auch den Frauenarzt primär wegen einer belästigenden Harninkontinenz auf, u. a. weil der Gynäkologe im Rahmen der jährlichen Vorsorgeuntersuchungen ihr erster Ansprechpartner ist.

Patientinnen in der gynäkologischen Praxis unterscheiden sich deshalb häufig von den Patientinnen einer urologischen Sprechstunde, die normalerweise primär wegen der Inkontinenz kommen.

Bei der Behandlung von Störungen der Beckenbodenanatomie und der Streßharninkontinenz sollte der Gynäkologe mit der Patientin deutlich herausarbeiten, welche Beschwerdesymptomatik im Vordergrund steht. Bei primären Deszensusbeschwerden unterscheidet sich die Therapieplanung nämlich u. U. erheblich von der Vorgehensweise bei primären Inkontinenzbeschwerden.

Neben der Frage nach den charakteristischen Beschwerden muß geklärt werden, ob das innere Genitale kohabitationsfähig bleiben muß oder ob der Deszensus u. U. unter Verlust der Kohabitationsfähigkeit – dafür aber vielleicht mit höherer Sicherheit der Rezidivvermeidung – korrigiert werden kann.

Schließlich muß der behandelnde Arzt überlegen, ob die anamnestische und klinische Diagnose einer Streßharninkontinenz genügend sicher für die Therapie ist. Er muß sich immer vor Augen führen, daß der unwillkürliche Urinabgang zunächst nur ein Symptom ist, dem verschiedene ätiologische Faktoren zugrunde liegen, deren häufigste Form bei der Frau allerdings die Streßharninkontinenz ist (Eberhard et al. 1990).

Differentialdiagnose der Harninkontinenz

Wenige gezielte Fragen haben einen hohen prädiktiven Wert für die Bestätigung der Verdachtsdiagnose Streßharnkontinenz: Wird imperativer Harndrang verneint, miktioniert die Patientin tagsüber seltener als alle 3–4 h, und besteht keine Nykturie, ist eine Streßharninkontinenz ganz überwiegend wahrscheinlich (Faber et al. 1983).

Die klinische Untersuchung sollte unbedingt mit gefüllter Blase erfolgen. Nur bei gefüllter Blase ist der typische Urinabgang bei der Aufforderung zu kräftigem Husten überhaupt erkennbar. Normalerweise sucht jede Patientin vor der gynäkologischen Untersuchung die Toilette auf, so daß eine sichere Beurteilung dann nicht möglich ist.

Eine weiterführende apparative Diagnostik ist erforderlich, wenn

- die anamnestischen Angaben und der klinische Befund nicht eindeutig für eine Streßharninkontinenz sprechen,
- die Blasenentleerung nicht restharnfrei erfolgt (Ultraschallkontrolle),
- anamnestische Hinweise auf neurologische Erkrankungen vorliegen (Zustand nach Wirbelsäulenoperation, Diabetes mellitus, multiple Sklerose etc.),
- der klinische Befund eine unauffällige Anatomie des Beckenbodens und des inneren Genitales aufweist,
- eine Rezidivinkontinenz vorliegt.

Innerhalb der Arbeitsgemeinschaft für Urogynäkologie der Deutschen Gesellschaft für Gynäkologie und Geburtshilfe besteht weiterhin Konsens darüber, daß eine urodynamische Abklärung dringend empfohlen werden muß, wenn die Inkontinenzbeschwerden Hauptsymptom sind und ein entsprechender Leidensdruck gegeben ist. Es ist kaum vertretbar, eine invasive Therapie auf eine nicht völlig abgesicherte Verdachtsdiagnose zu stützen.

Zum Verständnis der Zusammenhänge zwischen Beckenbodeninsuffizienz und Streßharninkontinenz und den daraus resultierenden therapeutischen Möglichkeiten ist es unerläßlich, die Physiologie der Kontinenz und die Pathophysiologie der Urethralverschlußinsuffizienz zu verstehen und mit den Pathomechanismen der Senkungserscheinungen in Zusammenhang zu bringen.

Pathophysiologie der Senkungserscheinungen

Richter (1985) unterscheidet den primären Descensus oder Prolapsus uteri von der sekundären Form des Deszensus oder Prolaps. Bei der primären Form kommt es trotz guter, oft auffallend guter Levatorfunktion zur Senkung. Richter erklärt dieses Symptom als ein Versagen der statisch-dynamischen Lenk-, Leit- und Haltefunktion der Fascia pelvis visceralis, das konstitutionell, geburtstraumatisch bedingt, nach Entfernung raumfordernder Beckentumore oder iatrogen nach antefixierenden Operationen entstehen kann. Dabei verlassen Uterus und Scheide ihre normalerweise stark kreuzbeinwärts liegende Position und gelangen über der permanenten Bruchpforte des Diaphragma urogenitale in den Druckbereich nach kaudal.

Die sekundäre Senkung oder den sekundären Prolaps sieht Richter als idiopathische, geburtstraumatische oder anderweitig bedingte Insuffizienz des Diaphragma pelvis und der Beckenbodenmuskulatur an. Der normalerweise muldenförmig ausgebildete M. levator ani verwandelt sich in einen Trichter, der Sagittaldurchmesser des Hiatus genitalis nimmt zu, und die Levatorschwelle verstreicht. Im Extremfall ordnen sich Levatorplatte und die Pars analis des M. levator ani in der Fallinie an. Die Fascia pelvis visceralis wird auf das äußerste beansprucht, bis als Endresultat ein Totalprolaps entsteht.

Bei den teilweise vom Descensus uteri unabhängigen Senkungen der Vagina werden nach Richter ebenfalls 2 Formen unterschieden: Bei der einen Form wölbt sich die Wand der in situ verbliebenen Beckenhohlorgane unter Bildung von Urethro-, Zysto-, Rekto- oder Enterozelen durch Lücken oder Ausbuchtungen vor (sog. Zelen). Pathologisch-anatomisch handelt es sich in diesen Fällen um Faszienhernien. Bei der von ihm unterschiedenen zweiten Form tritt dagegen das ganze Organ unter Vorwölbung der Scheide durch den Hiatus urogenitalis tiefer (sog. Ptosen). Dieser Form entspricht der sog. rotatorische Deszensus der Harnblase im lateralen Zystogramm. Richter spricht pathologisch-anatomisch von einer Hiatushernie.

Physiologie der Kontinenz und Pathophysiologie der Streßharninkontinenz

Bei der kontinenten Frau ist der urethrale Druckanstieg unter Belastung immer so groß, daß in der Urethra ein höherer Druck herrscht als in der Harnblase. Auch bei der streßharninkontinenten Patientin besteht normalerweise unter Ruhebedingungen kein Urinabgang, weil der Urethraruhedruck dann noch höher ist als der Blaseninnendruck in Ruhe (Faber u. Diemer 1990).

Glatte und quergestreifte Muskulatur der Urethra, quergestreifte Muskulatur des Beckenbodens, der Turgor der paraurethral gelegenen venösen Plexus und der Aufbau des Urethralepithels sind für den Urethradruck in Ruhe verantwortlich (Asmussen u. Ulmsten 1983; Huisman 1983).

Der Anstieg des Urethradruckes unter Belastung (Streß) resultiert im wesentlichen aus 2 Komponenten:

1) Es kommt zu einer passiven Druckübertragung (Transmission) der intraabdominalen Drucksteigerung auf die Harnröhre.
2) Die quergestreifte Beckenboden- und Urethramuskulatur kontrahiert sich aktiv (Heidler et al. 1987; Thüroff et al. 1982, 1987).

Im Einzelfall ist nicht zu differenzieren, wie hoch die aktive Komponente ist; bei der kontinenten Frau entfallen bis zu 50% des Urethradruckanstiegs wärhend der Belastung auf diese aktive Komponente. Tierexperimentelle Untersuchungen an Hunden messen sogar der aktiven Kontraktion der quergestreiften Beckenboden- und Urethramuskulatur eine noch höhere Bedeutung zu. Das aktive Kontraktionsvermögen wird dabei überwiegend von der Muskulatur des Beckenbodens aufgebracht, die quergestreifte Urethramuskulatur leistet nur einen untergeordneten Beitrag (Heidler et al. 1987; Thürhoff et al. 1987).

Aus diesen Überlegungen ergibt sich, daß physikalisch 3 Komponenten für die Entstehung der Streßharninkontinenz verantwortlich sein können, die im Einzelfall oft miteinander kombiniert sind:

1) Der Urethraruhedruck ist unphysiologisch niedrig, so daß selbst bei guter Druckübertragung auf die Harnröhre kein positiver Druckgradient aufgebaut werden kann. Diese Situation wird als hypotone Urethra bezeichnet. Der Extremfall dieses Krankheitsbildes entsteht, wenn in Einzelfällen der Urethraruhedruck praktisch vollständig aufgehoben ist. Schon kleine intravesikale Druckanstiege bei Lageänderungen der Patientin führen dann dazu, daß der intravesikale Druck den Urehtraruhedruck erreicht: Es geht schon in Ruhe Urin ab. Diese Situation führt dazu, daß sich die Blase kaum noch ausreichend füllen kann, weil schon kleine Mengen Urin in der Blase zu einem Druckanstieg führen, der den Blasenverschluß sprengt. Die Folge ist typischerweise eine Pollakisurie, weil die Patientinnen oft versuchen, dem häufigen Einnässen durch noch häufigeren Toilettenbesuch vorzubeugen. Es resultiert zusätzlich zu der verschlußbedingten Inkontinenz auch noch eine Urgeinkontinenz.
2) Die passive Druckübertragung auf die Harnröhre ist gestört, wenn durch Lageveränderungen von innerem Genitale, Blase und Urethra (Descensus uteri et vaginae, Zysto- und Urethrozele) der funktionell wirksame Bereich der Urethra aus dem intraabdominalen Druckübertragungsbereich verlagert wird.
3) Die aktive, reflektorische Druckübertragung auf die Urethra ist gestört, es liegt eine muskuläre Insuffizienz des Beckenbodens vor.

Im Einzelfall handelt es sich häufig um eine Kombination der verschiedenen Pathomechanismen, die zur Ausbildung einer Streßharninkontinenz führen.

Überlegungen zur Therapie

Allgemeines

Die pathophysiologischen Grundlagen der genitalen Senkungen einerseits und der Streßharninkontinenz andererseits machen deutlich, daß beide Krankheitsbilder in einer Beziehung zueinander stehen, daß jedoch nicht jeder Deszensus bei Beckenbodeninsuffizienz eine Streßharninkontinenz nach sich ziehen muß und im Umkehrschluß nicht jede Streßharninkontinenz auch mit einer Senkung vergesellschaftet sein muß. Im Extremfall der Senkung bei Subtotalprolaps oder Totalprolaps findet sich sogar eher selten eine Streßharninkontinenz; viel häufiger bestehen Blasenentleerungsstörungen im Sinne eines Quetschhahnmechanismus.

Andererseits besteht bei Patientinnen mit Prolaps häufiger zusätzlich eine larvierte Urethraverschlußinsuffizienz: Nach Reposition des Prolaps zeigt sich urethrotonometrisch oft ein extrem niedriges Streßdruckprofil. Wird nun bei einer Patientin mit derartigem Befund der Totalprolaps operativ saniert und die Vagina zurückverlagert, resultiert postoperativ – meist völlig überraschend für den Operateur – eine z. T. schwergradige Streßharninkontinenz, bedingt durch den niedrigen oder aufgehobenen Urethraruhedruck.

Die Ätiologie dieses niedrigen Ruhedrucks bei Subtotalprolaps oder Totalprolaps ist noch unklar: Es ist offen, ob die gleichen prädisponierenden Faktoren, die zum Prolaps führen, auch die Tonusminderung in der Urethra bewirken können oder ob andererseits ein jahrelang bestehender und immer stärker werdender Prolaps sekundär zu einer Schädigung des paraurethralen Gewebes führt, die dann wiederum die Hypotonie des Urethradrucks bewirkt.

Konservative Behandlung

Wenn bestimmte Voraussetzungen beachtet werden, ist eine Physiotherapie auch ohne Operation erfolgversprechend:

Es erscheint zunächst wichtig, daß auch in den Fällen, in denen ein ausschließlich konservatives Vorgehen geplant ist, die Diagnose Streßharninkontinenz nach Möglichkeit gesichert wird. Wird die Therapie unter falschen Voraussetzungen – z. B. bei einer Urgeinkontinenz – durchgeführt, bleibt sie erfolglos, die Patientin ist enttäuscht und zu einer weiteren Zusammenarbeit immer schwerer zu motivieren.

Eine gynäkologische Untersuchung mit Erhebung des aktuellen anatomischen Befundes muß der Physiotherapie vorausgehen. Die Krankengymnastik kann nur in den Fällen wirksam sein, in denen keine schwerwiegenden anatomischen Lageveränderungen vorliegen. Bei großer Zystozele und erheblichem Deszensus wird auch durch noch so intensive Übungen keine entscheidende Besserung zu erzielen sein; hier hilft zunächst nur das operative Vorgehen mit Reposition der ableitenden Harnwege und Rekonstruktion des Beckenbodens.

Krankengymnastik allein führt bei sehr schweren Inkontinenzformen selten zu einem für die Patientin befriedigenden Resultat, da die aktiv trainierbaren Kontinenzmechanismen nur einen Teilaspekt darstellen. In schweren Fällen ist nur eine Kombination von Physiotherapie und Operation erfolgreich.

Die Übungen bestehen im wesentlichen in einer isometrischen Trainingsbehandlung der quergestreiften Beckenbodenmuskulatur, insbesondere des Diaphragma urogenitale und des M. levator ani (Krahmann u. Ardelt 1976). Die Patientin soll die Übungen unter Anleitung einer erfahrenen Krankengymnastin sicher erlernen. Sie muß dann angehalten werden, diese Übungen selbständig mehrmals täglich durchzuführen und zur Beibehaltung der Kontinenz möglichst über Jahre kontinuierlich fortzusetzen. Erleichert wird die Vermittlung der Übungen, wenn die Patientin über die anatomisch bedeutsamen Zusammenhänge entsprechend unterrichtet ist. Dabei kann das ärztliche Gespräch hilfreich durch allgemeinverständliche Publikationen unterstützt werden, die im Buchhandel erhältlich sind (Gotved 1983; Krahmann u. Kaltenbach 1986).

Die Motivation der Patientin gehört zu den wichtigsten Voraussetzungen für eine erfolgreiche krankengymnastische Behandlung. Nur wenn es gelingt, überzeugend die Notwendigkeit einer aktiven Mitarbeit zur Überwindung der Harninkontinenz darzustellen, kann ein positives Resultat erwartet werden. Die mangelnde Bereitschaft zur aktiven Mitarbeit und eine zu früh erlahmende Motivation limitieren in vielen Fällen positive Resultate!

Seit Kegel (1948, 1951) wird versucht, die Effektivität der Trainingsbehandlung zu objektivieren. Dabei kann der Druckanstieg in der Vagina während der Übungen gemessen werden oder das Beckenbodenelektromyogramm (EMG) aufgezeichnet werden. Dies liefert ein Signal, das der Anspannung der Muskulatur weitgehend proportional ist. Dabei wird das EMG-Signal optisch, akustisch oder kombiniert der Patientin übermittelt, das Licht- oder Akustiksignal ändert sich mit der Stärke der Anspannung. Die Patientin kann so kontrollieren, ob sie die Übungen korrekt ausführt, und die Behandlungserfolge werden verbessert. Es ist jedoch bisher nicht möglich, entsprechende Geräte so zu konstruieren, daß ein über mehrere Monate erreichter Trainingserfolg quantifizierbar wäre.

Auch mit einfachen Mitteln kann eine Rückkopplung über die Effektivität der Übungen und den Behandlungserfolg erreicht werden: Mit Vaginaltampons (Koni) aus Kunststoff, die in einem aufsteigenden Gewichtssortiment zur Verfügung stehen, kann über die zunehmende Rückhaltekraft dieser Koni eine Effektivitätskontrolle erfolgen. Ergebnisse bezüglich der Behandlungserfolge sind vielversprechend (Peattie et al. 1988). Schließlich vermag die Gruppentherapie positive Einflüsse auf die Motivation der Patientinnen auszuüben.

Bei kritischer Auswahl des Patientenguts kann in 40−60% (Kujansuu 1983; Voigt 1985; Abet et al. 1986; Benvenuti et al. 1987; Wilson et al. 1987; Henalla et al. 1988) ein Therapieerfolg erzielt werden, so daß eine operative Behandlung zunächst überflüssig wird. Die abschließende Erfolgsbeurteilung soll nach 3−4 Monaten vorgenommen werden. Hat sich dann noch kein Erfolg eingestellt, ist nicht mehr mit einem zufriedenstellenden Behandlungsergebnis zu rechnen, und der Patientin müssen andere Alternativen angeboten werden, da sonst ihre Kooperationsbereitschaft übermäßig strapaziert wird (Schwenzer 1990).

Steht die Therapie des Descensus uteri − evtl. gleichzeitig mit Zysto- und Rektozelenausbildung − im Vordergrund, führen konservative Therapieversuche nur in beschränktem Umfang zu einer Besserung. Eine Trainingsbehandlung vermag allenfalls schon bestehende Lageveränderungen zu stabilisieren. Es ist dagegen nicht zu erwarten, daß damit die Senkung rückbildungsfähig ist.

Hypotone Urethra

Alle therapeutischen Bemühungen sind ungünstig, wenn eine hypotone Urethra mit extrem niedrigem Ruheprofil vorliegt (Schwenzer et al. 1989): Es gibt bisher keine allgemein einsetzbaren Möglichkeiten, den Urethraruhedruck wirksam zu verbessern. Medikamentöse Versuche, den Urethradruck zu erhöhen, können mit Alphasympathomimetika durchgeführt werden (Caine 1984). Trigonum und Urethra sind reich an Alpharezeptoren, deren Stimulation zu einer urethralen Druckerhöhung führt. Die praktische Anwendung ist jedoch stark limitiert. Werden Alphasympathomimetika in einer Dosis verabreicht, die an der Urethra wirksam ist, treten in der Regel nicht tolerierbare Nebenwirkungen von seiten des Kreislaufsystems auf. Insbesondere kommt es zu Blutdruckerhöhungen. Dabei muß besonders berücksichtigt werden, daß gerade Frauen mit Streßharninkontinenz häufig übergewichtig sind und damit schon primär eine Prädisposition für eine Hypertonie besitzen.

Auch operative Verfahren führen primär nicht zu einer Erhöhung des Urethraruhedrucks. Damit kann die hypotone Urethra selbst nicht unmittelbar durch eine Operation beeinflußt werden (Bender et al. 1989).

Mittels krankengymnastischer Übungsbehandlung wird der Urethraruhedruck ebenfalls nicht sicher positiv beeinflußt. Die Angaben in der Literatur dazu sind widersprüchlich: In wenigen Arbeiten konnte urodynamisch ein geringgradiger Anstieg des Urethraruhedrucks nach Physiotherapie nachgewiesen werden, in anderen Arbeiten fehlt ein solcher Anstieg auch bei Patientinnen, die nach Therapie kontinent waren (Kujansuu 1983; Voigt 1985; Wilson et al. 1987).

Bei ausgeprägt hypotoner Urethra kann nur versucht werden, durch ein Gesamtkonzept die Situation für die Patientin zu verbessern: Durch operative Maßnahmen muß die passive Drucktransmission dadurch verbessert werden, daß die Urethra vollständig in den intraabdominalen Druckübertragungsbereich zurückverlagert und der urethrovesikale Winkel rekonstruiert wird. Durch Beckenbodentraining ist die aktive, reflektorische Transmission zu optimieren, so daß bei plötzlichen intraabdominalen Drucksteigerungen die reflektorische Kontraktion des Beckenbodens zu einer aktiven Drucksteigerung in der Harnröhre führt.

Operationsverfahren

Colporrhapia anterior

Die sog. Diaphragmaplastik oder Colporrhaphia anterior steht in Verbindung mit der vaginalen Exstirpation des Uterus im Zentrum der gynäkologischen Deszensuschirurgie. Sie wird in der Regel mit der hinteren Kolpoperineoplastik zusammen ausgeführt und ist von ihrem primären Ansatz her eine Deszensusoperation. Ihr Wirkprinzip beruht auf der Wiederherstellung normaler anatomischer Beckenbodenstrukturen. Sie wird häufig auch als Primäroperation bei Streßharninkontinenz eingesetzt, wenn gleichzeitig eine Senkung besteht.

Untersuchungen der letzten Jahre haben gezeigt, daß die vordere Scheidenplastik hinsichtlich der Behandlung der Streßharninkontinenz der Frau in bezug auf primäre Operationsversager und auf die Rezidivfrequenz typischer Inkontinenzoperationen wie z. B. Kolposuspensionsverfahren eindeutig unterlegen ist (Peters et al. 1980; Peters u. Roemer 1981; Faber 1984; Eberhard 1988).

Von verschiedenen Autoren konnte gezeigt werden, daß nach vorderer Scheidenplastik der Urethraverschlußdruck signifikant abnimmt (Peters et al. 1980; Eberhard 1988). Diese Abnahme des urethralen Verschlußdrucks ist wahrscheinlich Folge der Harnröhrenpräparation mit der teilweisen Skelettierung der Harnröhre. Es ist bisher nicht belegt, daß eine weitgehende präparative Schonung der Harnröhre zu einer Minderung dieses negativen Effekts führt. Trotzdem sollte primär heute versucht werden, die Präparation der Harnröhre selbst nach Möglichkeit zu umgehen.

Ein Überblick über die Literatur zur Colporrhaphia anterior als Inkontinenzoperation zeigt, daß besonders bei Frauen mit hypotoner Urethra in unverhältnismäßig hohem Umfang mit frühen Rezidiven gerechnet werden muß (Peters u. Roemer 1981; Grüneberger u. Geier 1981; Faber 1984; Eberhard 1988). Der Operateur muß sich deshalb in jedem Einzelfall bereits präoperativ fragen, ob die vordere Scheidenplastik auch zur Sanierung der Streßharninkontinenz ausreichend sein wird oder ob zusätzliche Inkontinenzoperationen durchgeführt werden müssen. Zur Entscheidung dieser Frage ist die Durchführung einer Urethrozystotonometrie hilfreich. Fehlt eine solche Untersuchung, sollte die Kolporrhaphia anterior nur durchgeführt werden, wenn die Hauptindikation in der Deszensuskorrektur besteht und die Inkontinenzbeschwerden einen Nebenbefund darstellen. Ein Streßharninkontinenz-Rezidiv ist allein durch eine erneute Colporrhaphia anterior kaum erfolgreich zu behandeln.

Andererseits muß in die präoperative Planung einbezogen werden, daß bei ausgeprägter Zystozele und stärkerem Deszensus ein Quetschhahnphänomen vorliegen kann mit entsprechend larvierter Inkontinenz (s. S. 53). Auch in diesen Fällen ist eine präoperative urodynamische Abklärung dringend zu empfehlen.

Wegen des negativen Einflusses auf den Urethraverschlußdruck sollte die Colporrhaphia anterior streng indiziert werden, d. h. nicht jede vaginale Hysterektomie auch ohne Harninkontinenz und bei evtl. nur geringem Deszensus muß immer mit einer vorderen und hinteren Scheidenplastik kombiniert werden. Auch im Hinblick auf den Erhalt der Kohabitationsfähigkeit ist eher Zurückhaltung geboten.

Technik. Wenige Operationen in der Gynäkologie werden technisch so unterschiedlich durchgeführt wie die vordere Scheidenplastik. In älteren Operationslehren wird häufig die nach medianer Kolpotomie freiliegende Zystozele nur mit einer Tabaksbeutelnaht versenkt, ohne daß wirklich tragfähige Strukturen präpariert werden (z. B. Tapfer 1961). Auch unmittelbar paraurethral liegende Nähte, die einem muskulären Blasensphinkter raffen sollen und die in

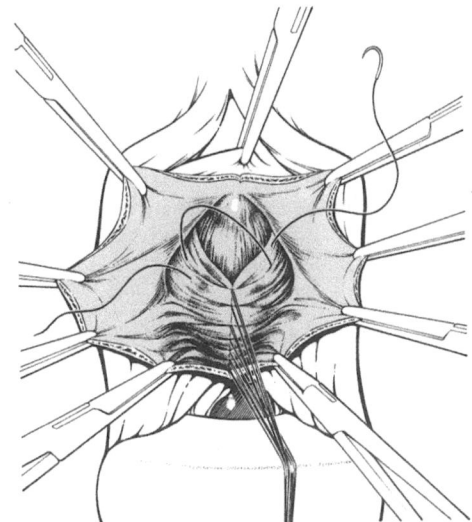

Abb. 1. Colporrhaphia anterior: Durch weit nach lateral ausgreifende Nähte wird das paravesikale Gewebe und das Diaphragma urogenitale gefaßt und medial vereinigt. Auf eine sorgfältige Rekonstruktion des urethrovesikalen Winkels ist zu achten. (Aus Beck et al. 1991)

Deutschland häufig mit dem Namen Stoeckel (1921) verbunden sind und im angloamerikanischen Sprachraum nach Kelly (1913) benannt werden, entsprechen nicht mehr modernen anatomischen Vorstellungen.

Nach der medianen Kolpotomie, die bei Fehlen einer Urethrozele durchaus nicht bis zum Meatus urethrae externus durchgeführt werden muß, erfolgt die weitere Präparation nach lateral zwischen M. levator ani und Harnblase und eröffnet das Spatium vesicopelvinum. Dabei kommt auch bei ausgeprägten Zystozelen normalerweise die sehr tragfähige Fascia endopelvina hervor, die durch seitlich weit ausholende Einzelknopfnähte von dorsalkaudal nach ventrokranial adaptiert wird. Es resultiert eine tragfähige Vereinigung der paravesikalen Bindegewebsstrukturen, die von Richter (1979, 1983) als Portiere bezeichnet wird (Abb. 1). Mit den letzten Nähten wird das zuvor bei der Präparation durchtrennte Diaphragma urogenitale wiedervereinigt und Strukturen adaptiert, die anatomisch dem Ligamentum pubourethrale entsprechen.

Bei der Adaptation der endopelvinen Faszie ist darauf zu achten, daß die Faszie nicht als gerade durchgehende Platte unter dem Blasenboden und der Urethra vereinigt wird, sondern daß bei der Präparation der urethrovesikale Winkel sorgfältig rekonstruiert wird. Die retrourethrale Angulation mit einer Winkelbildung zwischen 90° und 110° ist entscheidend für die Erzielung von Kontinenz (Green 1980).

Ventrale Levatorplastik

Fehlen tragfähige Bindegewebsstrukturen, die zur Reposition von Blase und Urethra Verwendung finden können, kann ventral des Hiatus genitalis der M. levator ani vereinigt werden. Dabei kommen entweder eine Abspaltung von

Anteilen des M. levator ani im Sinne einer Pubococcygeusplastik nach Ingelman-Sundberg u. Ulmsen (1983) und Franz (1943) oder die ventrale Vereinigung des Levators, die auf Treahy u. Pacey (1948) zurückgeht und in den letzten Jahren von Lahodny (1981, 1983) wieder propagiert wird, in Betracht. Beide Techniken erfolgen nach der Adaptation der bindegewebigen paraurethralen und paravesikalen Strukturen.

Die Pubococcygeusplastik hat infolge der Abspaltung von Levatoranteilen den Vorteil, daß der Hiatus genitalis nicht verengt wird. Die abgespaltenen Muskelanteile werden allerdings wahrscheinlich rasch bindegewebig umgebaut, so daß ein bleibendes muskuläres Widerlager nicht resultiert. Endresultat ist eher eine bindegewebige Platte zwischen Vaginalvorderwand und Blasenboden.

Die muskuläre Unterstützung wird eher mit der Vereinigung der nicht abgespaltenen Levatorschenkel ventral des Hiatus genitalis in der von Treahy u. Pacey (1948) und Lahodny (1981, 1983) angegebenen Technik erreicht. Allerdings muß dabei berücksichtigt werden, daß eine sog. ventrale Levatorplastik nicht mit der hinteren Kolpoperineoplastik kombiniert werden kann, weil durch die gleichzeitige ventrale und dorsale Vereinigung der Levatoren der Hiatus genitalis soweit verengt würde, daß erhebliche Kohabitationsstörungen eintreten.

Die vordere Levatorplastik ist nicht im eigentlichen Sinn als Inkontinenzoperation anzusehen. Sie stellt in Einzelfällen ein sinnvolles Zusatzverfahren zur Deszensusprophylaxe dar, wenn bei Rezidivdeszensus sonst keine tragfähigen Strukturen mehr erreichbar sind (Abb. 2).

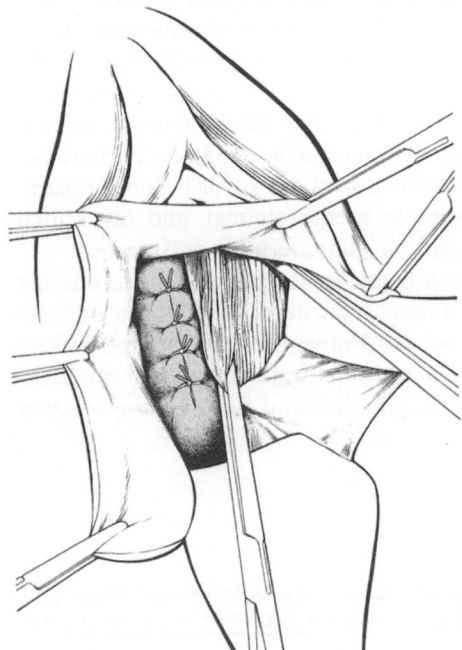

Abb. 2. Ventrale Levatorplastik: Nach Abschluß der Faszienplastik werden die Levatorschenkel beidseitig freigelegt und vereinigt. (Aus Beck et al. 1991)

Hintere Kolpoperineoplastik

Die hintere Kolpoperineoplastik ist normalerweise integraler Bestandteil jeder vaginalen Deszensusoperation. Mit der hinteren Scheidenplastik wird der Hiatus urogenitialis durch Raffung der Schenkel des M. levator ani vor der Einmündung in das Centrum tendineum verkleinert. Zusätzlich werden die bindegewebigen und muskulären Strukturen, die zum Centrum tendineum und zum Diphragma urogenitale führen, gestrafft. Durch die Vereinigung der pararektalen Bindegewebsstrukturen als tragfähige Struktur zwischen Vaginalhinterwand und Rektum werden Rekto- und Enterozelen versenkt. Besteht gleichzeitig auch eine Enterozele, muß der Enterozelensack geöffnet und reseziert werden. Zur Rezidivprophylaxe muß die Präparation weit nach kranial erfolgen, weil sich sonst u. U. relativ rasch nach der Operation eine erneute Zele in dem Bereich ausbildet, der bei der Operation nicht durch Raffnähte adaptiert wurde. Andererseits muß gerade bei der Kolpoperineoplastik großer Wert auf den Erhalt der Kohabitationsfähigkeit gelegt werden, wenn dies nicht ausdrücklich anders besprochen ist. Unter diesem Gesichtspunkt sollte auch die Resektion überschüssigen Vaginalepithels nur sehr zurückhaltend erfolgen, ganz besonders bei der Frau in der Postmenopause (Kalinkov u. Buchholz 1980).

Die Colporrhaphia posterior oder hintere Kolpoperineoplastik ist selbst keine Inkontinenzoperation. Sie ist jedoch wesentlicher Bestandteil des Operationskonzepts bei Genitaldeszensus und begleitender Streßharninkontinenz. Erst mit der Verengung des Hiatus genitalis wird erreicht, daß das innere Genitale nach der Operation ein ausreichendes Widerlager findet und sich dorsal auf tragfähigen Strukturen abstützen kann. Damit kommt der hinteren Kolpoperineoplastik besondere Bedeutung für die Rezidivprophylaxe zu. Auf sie sollte nur dann verzichtet werden, wenn nach durchgeführter vorderer Scheidenplastik die Verhältnisse des Introitus so eng sind, daß eine Colporrhaphia posterior tatsächlich nur unter Verlust der Kohabitationsfähigkeit durchgeführt werden könnte.

Ist präoperativ erkennbar, daß allein durch die Colporrhaphia anterior et posterior die Streßharninkontinenz wahrscheinlich nicht ausreichend behandelt werden kann, muß überlegt werden, durch welche geeigneten Zusatzverfahren die Inkontinenz angegangen werden kann.

Schlingenoperationen

Ist der vaginale Zugangsweg wegen des ausgeprägten Deszensus erforderlich, sind Schlingenoperationen als Zusatzverfahren in Betracht zu ziehen (Beck et al. 1991). Dabei kann das Schlingenmaterial körpereigen aus Bauchdeckenfaszie (Aldridge 1942; Altmann et al. 1980) oder Fascia lata des Oberschenkels (Parker et al. 1979) gewonnen werden; es kann aus körperfremdem, aber homöoplastischem Material (z. B. lyophilisierte Dura mater) oder schließlich aus alloplastischem Material (z. B. Mersilene, Nylon oder in letzter Zeit Goretex) bestehen. Die zusätzliche Schlingenoperation ist besonders dann angezeigt, wenn bei Rezidivdeszensus auch eine Rezidivstreßharninkontinenz besteht oder wenn zusätzliche Risikofaktoren wie eine Adipositas, eine chronische Bronchitis oder eine präoperativ erkennbare konstitutionelle Bindegewebsschwäche gegeben sind (Berger 1975). Andererseits stellt die Schlingenoperation von den geläufigen Inkontinenzoperationstechniken das Verfahren mit der größten postoperativen Komplikationsrate dar (Hohenfellner u. Petri 1980).

Eine der typischen Komplikationen besteht postoperativ in der Ausbildung einer „urgency" oder einer Urgeinkontinenz (Schwenzer u. Beck 1990). Wegen dieser Komplikation ist vor jeder Schlingenoperation eine urodynamische Abklärung unbedingt zu fordern. Bei dieser Abklärung muß sichergestellt werden, daß präoperativ eine stabile Blase vorliegt, d. h. es dürfen keinerlei Hinweise auf eine Detrusorinstabilität und eine latent oder manifest vorliegende „urgency" oder Urgeinkontinenz bestehen. Auch eine ausreichende Blasenkapazität mit einem zystometrischen Blasenvolumen von mindestens 250–300 ml muß gegeben sein, um postoperative Miktionsstörungen so weit wie möglich zu verhindern. Aus den gleichen Gründen ist es notwendig, daß eine restharnfreie Miktion präoperativ sichergestellt ist.

Technik. Die eigentliche Einlage der Schlinge geschieht im Anschluß an die typische Präparation der Colporrhaphia anterior, wobei die Präparation besonders weit nach lateral erfolgen muß. Unmittelbar retrosymphysär werden dann paraurethral beidseits zunächst mit dem Finger, dann mit einer Klemme Tunnel gebildet und die Schlinge nach oben geleitet bzw. von der Bauchdeckenfaszie heruntergeholt (Abb. 3). Von einem Pfannenstielquerschnitt aus wird die Schlinge locker in der Bauchdeckenfaszie verankert. Für die ausreichende Wirkung der Schlingenoperation ist es nicht entscheidend, daß die Schlinge stärker gezügelt wird; die Schlinge dient vielmehr als stabiles Widerlager bei intraabdominalen Drucksteigerungen und ersetzt Haltefunktionen der Ligamenta pubourethralia, die normalerweise bei Streßharninkontinenz insuffizient sind.

Für den Erfolg der Operation ist es entscheidend, daß die Schlinge orthotop im urethrovesikalen Übergang positioniert wird und damit die Rekonstruktion des retrovesikalen Winkels verbessert wird. Die Schlinge sollte möglichst breitflächig unter der Urethra zu liegen kommen, um Drucknekrosen oder ein Einschneiden des Schlingenmaterials in die Urethra zu verhindern.

Die Wahl des Schlingenmaterials ist nach wie vor umstritten. Hinsichtlich der Langzeitstabilität sind alloplastische Materialien, wie sie von Zoedler (1970) inauguriert wurden, sicher überlegen (Morgan et al. 1985). Bei diesen Materialien ist die Rate postoperativer Komplikationen jedoch deutlich gegenüber homologem Faszienmaterial oder lyophilisierter Dura erhöht, weil die Einbringung von Fremdmaterial immer eine potentielle Keimeinschleppung bedeutet und bei der Operation von der Vagina aus nie absolut sterile Bedingungen vorausgesetzt werden können. Die Entfernung von infiziertem Schlingenmaterial gestaltet sich stets überaus schwierig und führt zu weiterer erheblicher Beeinträchtigung der Blasenverschlußfunktion. Zusätzlich besteht gerade bei Kunststoffmaterial die Gefahr des Einschneidens in die Urethra, so daß die

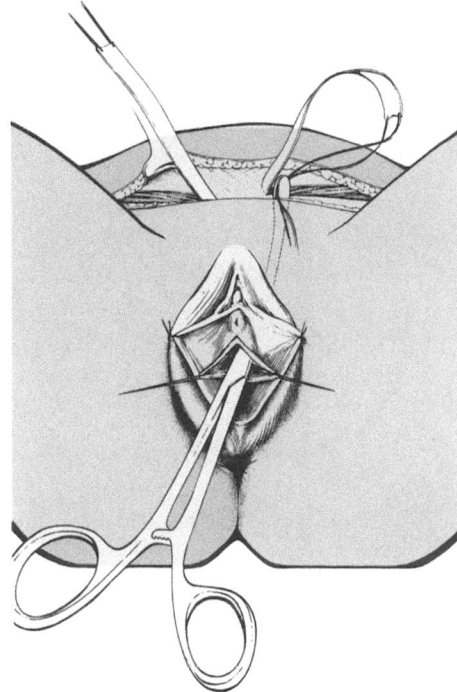

Abb. 3. Schlingenoperation mit Faszienstreifen nach Aldridge (1942): Herunterholen der präparierten Faszienstreifen mit einer gebogenen Klemme. (Aus Beck et al. 1991)

Schlinge besonders sorgfältig positioniert werden muß. Ob das in neuester Zeit zur Verfügung stehende Goretex hinsichtlich der Gewebeverträglichkeit den bisher verwendeten Materialien (wie Nylon etc.) überlegen ist, muß noch abgewartet werden.

Andererseits ist zu bedenken, daß lyophilisierte Dura mater relativ rasch abgebaut wird und nach wenigen Wochen kaum mehr nachweisbar ist. Aus diesen Überlegungen heraus führen wir bevorzugt Schlingenoperationen mit körpereigenem Faszienmaterial durch, wobei sich besonders Material aus der Bauchdeckenfaszie in der Technik nach Aldridge (1942) anbietet, weil für die Einbringung der Schlinge schon primär auch abdominal präpariert werden muß.

Wegen der höheren Komplikationsrate nach Schlingenimplantation gegenüber anderen Inkontinenzoperationen – insbesondere den abdominalen Kolposuspensionsverfahren – werden Schlingenoperationen insgesamt in der Gynäkologie mit Zurückhaltung eingesetzt. Alternativ bietet sich der kombinierte abdominovaginale Zugang mit Durchführung einer abdominalen Kolposuspension in gleicher Sitzung mit der vaginalen Deszensusoperation an. Dabei wird von einzelnen Operateuren zunächst die vaginale Operation durchgeführt, und im Anschluß erfolgt die Kolposuspension. Andere Operateure bevorzugen zunächst die Durchführung der abdominalen Kolposuspension und schließen die Rekonstruktion des Beckenbodens mit vorderer und hinterer Scheidenplastik an.

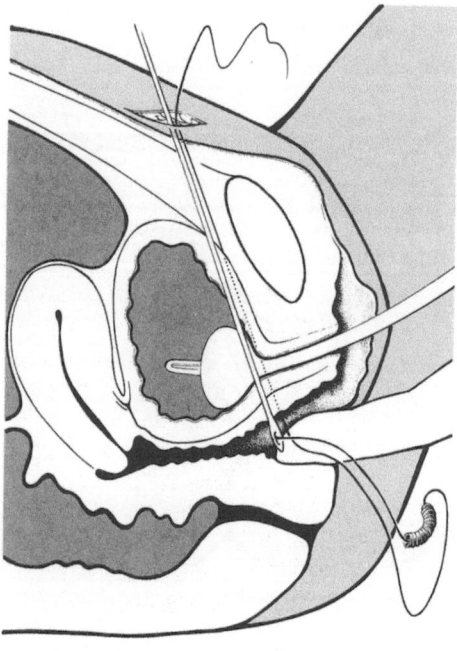

Abb. 4. Prinzip der Nadelsuspensionen nach Pereyra u. Lebherz (1978): Führen der Nadel nach unten unter digitaler Kontrolle und Auffädeln der Nahtenden. Zur besseren Gewebeunterstützung ist in der gezeichneten Modifikation ein Teflonreiter auf den Faden aufgefädelt. (Aus Beck et al. 1991)

Nadelsuspension

In jüngster Zeit wird verstärkt von Gynäkologen auch auf die Möglichkeit der gleichzeitigen Nadelsuspension in Verbindung mit einer vaginalen Scheiden-Damm-Plastik hingewiesen. Diese Nadelsuspensionen, die in ihren Grundüberlegungen auf Angaben von Pereyra (1959); Pereyra u. Lebherz (1967, 1978) zurückgehen und von Stamey (1975, 1980) modifiziert wurden, werden von Urologen seit langem zur Primärtherapie der Streßharninkontinenz gern eingesetzt. Sie sind insgesamt komplikationsarm und nur mit kurzem stationären Aufenthalt, evtl. sogar halbstationär, auszuführen. Dabei wird das paraurethrale Gewebe beidseits der Urethra jeweils mit 1–2 Fäden ebenfalls in die Bauchdeckenfaszie eleviert (Abb. 4). Aus gynäkologischer Sicht besteht ein gravierender Nachteil der Originaltechnik darin, daß keinerlei Rekonstruktion von Lageveränderungen erfolgt, so daß die kurzfristigen Resultate zwar gut sind, langfristig jedoch die Fäden häufig nach ventral wandern, so daß der Elevationseffekt zunehmend aufgehoben wird und erneut Inkontinenz auftreten kann. Schließlich kommt es in Einzelfällen zu erheblichen Miktionsstörungen, z. B. bei größer werdendem Uterus bei Uterus myomatosus.

Es bleibt abzuwarten, ob die Langzeitergebnisse einer kombinierten Colporrhaphia anterior mit einer Nadelsuspension die Erwartungen erfüllen. Theoretisch stellt diese Kombination sicher eine sinnvolle Alternative zur Kombination der vorderen Plastik mit abdominalen Kolposuspensionsverfahren nach Burch oder Hirsch (s. unter „Kolposuspensionen") oder auch zu Schlingenoperationen dar, wenn der Befund eine spezielle Inkontinenzoperation als Ergänzung zur vorderen Plastik notwendig macht.

Kolposuspensionen

Den verschiedenen Verfahren der abdominalen Kolposuspension ist gemeinsam, daß zunächst das Cavum Retzii freipräpariert wird. Bei der Originalmethode nach Marshall et al. (1949); Marchetti et al. (1957); Krantz (1979) werden mehrere resorbierbare Einzelknopfnähte unmittelbar paraurethral tief in die Fascia endopelvina gelegt und durch den Symphysenknorpel gestochen. Die Originalmethode nach Marshall et al. (1949) führt in seltenen Fällen (1–3%) zu postoperativ entzündlichen Komplikationen im Sinne einer Ostitis pubis (Ball u. Wright 1965; Lee et al. 1979; Mayer et al. 1983). Diese Komplikation tritt nach Angaben in der Literatur eher seltener auf, wenn nichtresorbierbares Nahtmaterial Verwendung findet. Sie ist auch nicht vermeidbar, wenn die Nähte nicht durch den Symphysenknorpel, sondern durch das Periost gestochen werden.

Ein weiterer Nachteil der Originalmethode ist die feste Fixierung der Harnröhre an der Symphysenhinterwand, die gelegentlich wie „festgenagelt" wirkt. Dem funktionellen Verständnis von den Verschlußmechanismen der Blase entspricht es eher, wenn die Harnröhre nicht starr fixiert ist, sondern ein festes, jedoch elastisches Widerlager findet. Diese Voraussetzungen werden durch neuere Modifikationen der Kolposuspension berücksichtigt, bei denen die Nähte mit größerer Distanz von der Harnröhre gelegt werden. Bei der Modifikation nach Burch (1961, 1968) werden 1–2 Nähte paraurethral am urethrovesikalen Übergang gelegt und durch das Cooper-Ligament kranial der Symphyse gestochen. Die Nähte werden tief durch die Fascia endopelvina, die zuvor freipräpariert wurde, gelegt. Nach Möglichkeit sollte die Scheidenhaut nicht vollständig durchstochen werden, um das Infektionsrisiko zu verringern. Bei der Verwendung nichtresorbierbaren Nahtmaterials ohne Dochtwirkung (z. B. Ethibond) ist es aber wahrscheinlich in der Regel folgenlos, wenn im Einzelfall das Vaginalepithel vollständig durchstochen wird. Einer festen Fixierung mit nahezu kompletter Durchstechung der Strukturen ist eher der Vorzug zu geben als einem zaghaften Fassen der Faszie mit nachfolgendem Abgleiten der Fäden.

Für den Erfolg der Operation ist es entscheidend, daß die Nähte tatsächlich am Übergang zwischen Urethra und Harnblase gelegt werden. Zur Sicherung dieser Position muß der Ballon eines transurethral liegenden Dauerkatheters genügend weit gefüllt sein, damit er nicht in die evtl. vorhandene urethrale Trichterbildung gleiten kann. In Zweifelsfällen bevorzugen wir die fundale Eröffnung der Harnblase, die eine Positionskontrolle der paraurethralen Nähte erlaubt.

Gelegentlich besteht eine relativ große Distanz zwischen dem Fixierpunkt der Fascia endopelvina und dem Cooper-Ligament, die nur durch eine sehr starke Anspannung überwindbar wäre. In diesen Fällen kann die Knüpfung

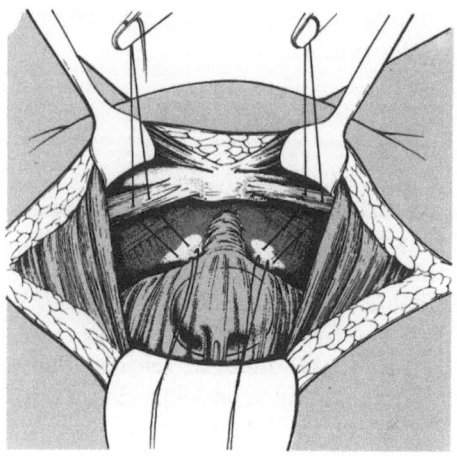

Abb. 5. Kolposuspension nach Burch: Fixierung des paravesikalen und paraurethralen Gewebes (Fascia endopelvina) an den Cooper-Ligamenten. Bei Bedarf können die Knoten unter Belassen einer Distanz zwischen Faszie und Ligament geknüpft werden (nach Cowan u. Morgan 1979). (Aus Beck et al. 1991)

durchaus mit einer gewissen Distanz erfolgen, wie dies von Cowan und Morgan (1979) angegeben wurde (Abb. 5). Ist diese Distanz größer als maximal 1 cm, bevorzugen wir das Legen der Nähte durch die Fascia obturatoria in der Technik nach Hirsch (1979). Häufiger kombinieren wir auch die Nahttechniken nach Burch (1961) und Hirsch in der Weise, daß zunächst 1–2 Fäden mit nichtresorbierbarem Nahtmaterial in der Technik nach Burch gelegt werden, anschließend werden noch weiter lateral ein oder zwei Fäden gelegt, die an der Fascia obturatoria fixiert werden. Hier verwenden wir resorbierbares Nahtmaterial. Auf diese Weise gelingt es auch von abdominal, kleinere Zystozelen wirksam zu korrigieren. Bei Streßharninkontinenz und ausgedehnter Zystozele ist die alleinige Anwendung der Kolposuspension ungeeignet. Hier muß die Rekonstruktion der Beckenbodenstrukturen von vaginal erfolgen und mit einer geeigneten Inkontinenzoperation kombiniert werden.

Durch die relativ starke Ventrofixation der Vagina gerade bei der Technik nach Burch entsteht eine recht weite dorsale Bruchpforte, die in 20–30% der Fälle zur Ausbildung von Enterorektozelen führt. Daher ist bereits beim Ersteingriff eine wirksame Enterozelenprophylaxe sinnvoll. Von abdominal kann dazu die Douglasverödung nach Moschcowitz (1912) vorgenommen werden, bei der die Sakrouterinligamente, die Rektumvorderwand, die Uterushinterwand und bei Fehlen des Uterus die Vaginalhinterwand mit einer zirkulären oder zwei halbkreisförmigen Nähten verschlossen werden. Auf den Verlauf des Ureters ist zu achten, damit er nicht durch direkte Stichverletzungen oder durch eine Dislokation geschädigt wird.

Bei schon bestehender Rekto- oder Enterozele, auch bei vergleichsweise geringen Befunden, bevorzugen wir in gleicher Sitzung neben der abdominalen Kolposuspension die hohe hintere Plastik. Dabei ist es für den Erfolg der hinteren Plastik entscheidend, daß sie bis weit nach kranial also fast bis zum oberen Scheidenpol geführt wird. Das seitliche Ausmaß der Raffung ist weniger bedeutsam, im Gegenteil ist im Hinblick auf den Erhalt der Kohabitationsfähigkeit eher Zurückhaltung geboten.

Operationen bei Scheidenblindsackprolaps

Die Angaben zur Häufigkeit des Scheidenblindsackprolaps bei Zustand nach Hysterektomie schwanken in der Literatur erheblich zwischen 1 und 43% (Richter 1985). Ursächlich für diese unterschiedlichen Angaben ist die unklare Begriffsdefinition. Nach Richter (1985) sollte der Begriff des Scheidenblindsackprolaps im eigentlichen Sinn nur dann gebraucht werden, wenn tatsächlich die Winkel des Scheidenblindsacks prolabiert sind. Erneut auftretende Zystozelen oder Rektoenterozelen fallen danach nicht unter die Begriffsbestimmungen des Scheidenblindsackprolaps, sie können therapeutisch zunächst auch mit den üblichen Verfahren der vorderen und hinteren Scheidenplastik angegangen werden. Damit bleibt der eigentliche Scheidenblindsackproplaps ein relativ seltenes Ereignis, das wahrscheinlich bei weniger als 1% der Hysterektomien eintritt; wahrscheinlich geringfügig häufiger nach vaginaler als nach abdominaler Hysterektomie (Bickel 1948; Phaneuf 1952; Symmonds u. Pratt 1960).

Normalerweise ruht der Scheidenblindsack nach der Hysterektomie auf der unpaaren Levatorplatte und wird durch den intraabdominalen Druck quetschhahnartig nach dorsal gepreßt, wobei die Vagina quergestellt schlitzförmig geschlossen ist. Die Scheide wird durch Narbenbildung im Parakolpium in ihrer orthotopen Lage fixiert. Nach Richter (1985) ist die Frequenz des Scheidenblindsackprolaps davon abhängig, mit welcher Intensität beim Ersteingriff vorbeugende Maßnahmen ergriffen werden. Mit zunehmender Erfahrung des Operateurs nimmt die Frequenz entsprechend ab. Prädisponierend für den Scheidenblindsackprolaps ist ein höheres Lebensalter und ein entsprechend langes Intervall nach dem Ersteingriff. Dies weist auf die im Alter fortschreitende Gewebsinvolution mit Rückgang elastischer Faserstrukturen hin.

Für die Planung der operativen Korrektur spielen verschiedene Faktoren eine Rolle: In erster Linie ist die Länge der Scheide zu berücksichtigen. Eine Vaginaefixatio sacrospinalis vaginalis setzt voraus, daß mit dem obersten Pol des Scheidenblindsacks das Liagmentum sacrotuberale erreicht werden kann.

Die Stabilität des Gewebes ist ebenso entscheidend wie die evtl. vorliegende Kombination des Scheidenblindsackprolaps mit gleichzeitigem Vorliegen von Zysto-, Rekto- und Enterozelen. Diese Mischformen des Scheidenblindsackprolaps sind zahlenmäßig wahrscheinlich überwiegend. Daher ist zunächst auch der vaginale Zugangsweg sinnvoll, weil nur auf diese Weise eine Rekonstruktion der Beckenbodenstrukturen erreicht werden kann.

Das gleichzeitige Vorliegen einer Streßharninkontinenz ist bei Scheidenblindsackprolaps eher selten: Bei isoliertem Prolaps des Scheidenblindsacks mit in situ befindlicher Harnblase und Urethra ist der Vaginaldeszensus ohne Einfluß auf die Kontinenzmechanismen, so daß er unabhängig korrigiert werden kann. Bei ausgedehnter Zystourethrozele in Verbindung mit dem Scheidenblindsackprolaps kommt es häufig zu einem Quetschhahnphänomen mit erschwerter Blasenentleerung, seltener zur Inkontinenz. Auf die Problematik der larvierten Inkontinenz wurde bereits hingewiesen, so daß hier unbedingt die präoperative urodynamische Untersuchung empfehlenswert ist.

Aufschluß über die im Einzelfall vorliegende Lagebeziehung zwischen Vagina, Harnblase, Urethra und Rektum liefert die Beckenviszerographie nach Richter et al. (1974), bei der alle Strukturen mittels kontrastgebender Substanzen radiologisch dargestellt werden.

Zeigt die präoperative Abklärung, daß in erster Linie der Scheidenblindsackprolaps selbst und eine Rekto- und Enterozele zu korrigieren sind, steht der vaginale Zugang u. E. an erster Stelle. Die Fixierung der Vagina am Ligamentum sacrotuberale in der von Amreich (1951) und Richter (1967) beschriebenen Technik der Vaginaefixatio sacrospinalis vaginalis führt zwar zu einer geringgradigen Deviation der Scheide nach lateral – je nach Händigkeit des Operateurs nach links oder rechts –, die Scheide wird allerdings auf diese Weise eher in ihrer orthotopen Lage belassen als bei der Fixation nach ventral an der Bauchdecke. Bei der sakrospinalen Fixation erhält die Scheide die Möglichkeit der Abstützung auf der Levatorplatte, während sie bei einer starken Verlagerung nach ventral viel mehr in den Druckbereich über den Hiatus genitalis gelangt, so daß erneute Zelenbildungen drohen. Aufgrund dieser Überlegungen ist die Bedeutung der ventralen Fixierungssoperationen – z. B. nach Williams u. Richardson (1952) – deutlich rückläufig.

Besonders problematisch ist die Therapie des Scheidenblindsackprolaps bei gleichzeitig nachgewiesener Streßharninkontinenz. Da es sich häufig um Rezidivinkontinenzen handelt und der Urethraverschlußdruck typischerweise niedrig ist, ist die Therapie der Streßharninkontinenz in der Regel allein durch die Colporrhaphia anterior nicht zu bewerkstelligen. Daher bevorzugen wir in diesen Fällen eine abdominale Vorgehensweise, bei der die Scheide am Os sacrum mit 2 Nähten aus resorbierbarem Nahtmaterial (Vicryl Stärke 2) fixiert wird. Bei relativ kurzer Scheide wird ein Interponat aus Faszienstreifen der Bauchdeckenfaszie zwischengeschaltet, so daß die Vagina nicht absolut straff fixiert wird. Eine eher locker gespannte Scheide ist erforderlich, um gleichzeitig nach ventral eine Kolposuspension bewerkstelligen zu können. Zusätzlich zur Fixierung der Scheide am Periost des Os sacrum erfolgt die Einbeziehung anderer erreichbarer Haltestrukturen. Dazu werden bei der postmenopausalen Frau – soweit noch vorhanden – die Adnexe entfernt, um gleichzeitig auch die Ligamenta infundibulopelvica auf der Scheide fixieren zu können. Auch die Stümpfe der Ligamenta rotunda können zusätzlich noch auf die Scheidenkuppel genäht werden. Durch diese Fixierung mehrerer tragfähiger Strukturen auf dem Dach der Vagina wird gleichzeitig ein relativ breiter Abschluß zum DouglasRaum hin erreicht. Dies erscheint im Hinblick auf eine Rezidivprophylaxe sinnvoll. Bei der Adaptation der Strukturen ist darauf zu achten, daß weder die Ureteren noch das Rektosigmoid alteriert werden, sondern frei in das kleine Becken ziehen können. In gleicher Sitzung wird dann die Kolposuspension in der Technik nach Burch oder Hirsch ausgeführt, wobei kleinere Zystozelen durch kombinierte Nähte von abdominal korrigierbar sind. Besteht abschließend noch ein Insuffizienz der dorsalen Vaginalwand, schließen wir von vaginal auch noch eine hohe hintere Plastik an, die weit nach kranial reicht, jedoch in der Regel wenig Gewebe reseziert, um die Scheide kohabitationsfähig zu erhalten.

Literatur

Abet L, Richter J, Hegenscheid F, Gürntke U, Gürntke R, Winter R, Kotalla H (1986) Urodynamische und röntgenologische Befunde vor und nach komplexer Physiotherapie der weiblichen Harninkontinenz. Zentralbl Gynäkol 108:1431

Aldridge AH (1942) Transplantation of fascia for relief of urinary stress incontinence. Am J Obstet Gynecol 44:398

Altmann P, Nezbeda J, Palmrich AH (1980) Die inguino-vaginale Fascienschlinge zur Behebung der Rezidivinkontinenz. Wien Klin Wochenschr 92:573

Amreich I (1951) Ätiologie und Operation des Scheidenstumpfprolapses. Wien Klin Wochenschr 63:74

Asmussen M, Ulmsten U (1983) On the physiology of continence and pathophysiology of stress incontinence in the female. Contr Gynecol Obstet 10:32

Ball TL, Wright KL (1965) Stress incontinence. Complications and sequelae of the Marshall-Marchetti operation. Pac Med Surg 73:290

Beck L, Bender HG, Schwenzer T (1991) Operative Behandlung der Streßharninkontinenz. In: Zander J, Graeff H (Hrsg) Gynäkologische Operationen. Kirschners allgemeine und spezielle Operationslehre. Springer, Berlin Heidelberg New York, S 413

Bender HG, Beck L, Eberhard J (1990) Operative Therapie der Senkungszustände und der Harninkontinenz. In: Wulf K-H, Schmidt-Matthiesen H (Hrsg) Klinik der Frauenheilkunde und Geburtshilfes Bd IX. Urban & Schwarzenberg, München, S 43

Benvenuti F, Caputo GM, Bandinelli S, Mayer F, Biagini C, Sommavilla A (1987) Re-educative treatment of female genuine stress incontinence. Am J Phys Med 66:155

Berger M (1975) Schlingenoperationen. Gynäkol Rundsch [Suppl 1] 15:86

Bickel DA (1948) Prolaps of the vagina following abdominal hysterectomy. Am J Obstet Gynecol 56:125

Burch JC (1961) Urethrovaginal fixation of Cooper's ligament for correction of stress incontinence, cystocele, and prolapse. Am J Obstet Gynecol 81:281

Burch JC (1968) Cooper's ligament urethrovesical suspension for urinary stress incontinence. Am J Obstet Gynecol 100:764

Caine M (1984) The pharmacology of the urinary tract. Springer, Berlin Heidelberg New York Tokyo

Cowan W, Morgan HR (1979) A simplified retropubic urethropexy in the treatment of primary and recurrent urinary stress incontinence in the female. Am J Obstet Gynecol 133:295

Eberhard J (1988) Die Integration der Urodynamik im Diagnostik- und Therapiekonzept der Stressharninkontinenz der Frau. Habilitationsschrift, Zürich

Eberhard J, Schwenzer T, Beck L (1990) Epidemiologie, Ätiologie und Diagnose der Streßharninkontinenz. In: Wulf K-H, Schmidt-Matthiesen H (Hrsg) Klinik der Frauenheilkunde und Geburtshilfe Bd IX. Urban & Schwarzenberg, München, S 23

Faber P (1984) Die operative Behandlung der Streß-Inkontinenz der Frau. Hippokrates, Stuttgart

Faber P, Diemer HP (1990) Physiologie der Harnkontinenz und Pathophysiologie der Streßharninkontinenz. In: Wulf K-H, Schmidt-Matthiesen H (Hrsg) Klinik der Frauenheilkunde und Geburtshilfe Bd IX. Urban & Schwarzenberg, München, S 15

Faber P, Schmidt H, Beck L (1983) Ist die Diagnose „Streßinkontinenz" auch ohne urodynamische Abklärung zuverlässig zu stellen? Geburtshilfe Frauenheilkd (Sonderheft 1) 43:70

Franz R (1919) Zur operativen Behandlung der Harninkontinenz beim Weibe. Zentralbl Gynäkol 32 173

Franz R (1943) Über die Behandlung der Harninkontinenz mit Hilfe der Levatorplastik. Zentralbl Gynäkol 67:1930

Gotved H (1983) Harninkontinenz ist überwindbar. Übungen für den Beckenboden. Hippokrates, Stuttgart

Green TH jr (1980) Vaginal repair. In: Stanton SL, Tanagho EA (eds) Surgery of female incontinence. Springer, Berlin Heidelberg New York

Grüneberger A, Geier G (1981) Welchen Stellenwert hat der maximale Urethraverschlußdruck für die Beurteilung der Erfolgschance von Streßinkontinenzoperationen? Geburtshilfe u Frauenheilkd 41:465

Heidler H, Casper F, Thüroff JW (1987) Urethral closure under stress conditions: contribution and relative share of intraurethral and periurethral striated muscles. Neurourol Urodyn 6:151

Henalla SM, Kirwan P, Castleden CM, Hutchins CJ, Breeson AJ (1988) The effect of pelvic floor exercises in the treatment of genuine urinary stress incontinence in women at two hospitals. Br J Obstet Gynecol 95:602

Hirsch HA (1979) Über eine neue Modifikation der vesicourethralen Suspension. Arch Gynäkol 228:326

Hohenfellner R, Petri E (1980) Sling procedures. In: Stanton SL, Tanagho EA (eds) Surgery of female incontinence. Springer, Berlin Heidelberg New York

Huisman HA (1983) Aspects of the anatomy of the female urethra with special relation to urinary continence. Contr Gynecol Obstet 10:1

Ingelman-Sundberg A, Ulmsten U (1983) Surgical treatment of female urinary stress incontinence. Contr Gynecol Obstet 10:51

Kalinkov D, Buchholz R (1980) Die Behandlung der weiblichen relativen Harninkontinenz mit Descensus uteri et vaginae durch vaginale Hysterektomie mit vorderer und hinterer Kolporrhapie. Geburtshilfe Frauenheilkd 40:6

Kegel AH (1948) Progressiv resistance exercise in the functional restoration of the perineal muscles. Am J Obstet Gynecol 56:238

Kegel AH (1951) Physiologic therapy for urinary stress incontinence. Am J Obstet Gynecol 146:915

Kelly HA (1913) Incontinence of urine in women. Urol Cutan Rev 17:291

Krahmann H, Ardelt W (1976) Krankengymnastische Behandlung von Senkungen des Genitales. Z Krankengymnastik 28:189

Krahmann H, Kaltenbach FJ (1986) Krankengymnastik bei Senkungszuständen des weiblichen Genitales. Plaum, München

Krantz KE (1979) Marshall-Marchetti-Krantz procedure. In: Masterson BJ (ed) Manual of gynecologic surgery. Springer, Berlin Heidelberg New York

Kujansuu E (1983) The effect of pelvic floor exercises on urethral function in female stress urinary incontinence: an urodynamic study. Ann Chir Gynaecol 72:28

Lahodny J (1981) Ventrale Levatorplastik – eine verläßliche Methode zur operativen Behandlung der Belastungsinkontinenz. Geburtshilfe Frauenheilkd 41:769

Lahodny J (1983) Perfektionierte ventrale Levatorplastik. Gynäkol Prax 7:187

Lee RA, Symmonds RE, Goldstein RA (1979) Surgical complications and results of modified Marshall-Marchetti-Krantz procedure for urinary incontinence. Obstet Gynecol 53:447

Marchetti A, Marshall VF, Shultis LD (1957) Simple vesicourethral suspension. Survey. Am J Obstet Gynecol 74:67

Marshall VF, Marchetti AA, Krantz KE (1949) The correction of stress incontinence by simple vesicourethral suspension. Surg Gynecol Obstet 88:509

Mayer H-P, Mellin H-E, Laible V (1983) Ergebnisse mit der Blasenhalssuspensionsplastik nach Marshall-Marchetti bei der weiblichen Stress-Inkontinenz. Fortschr Med 101:1363

Morgan JE, Farrow GA, Stewart RN (1985) The Marlex sling operation for the treatment of recurrent stress urinary incontinence: A 16-year review. Am J Obstet Gynecol 151:224

Moschcowitz AV (1912) The pathogenesis, anatomy and cure of prolapse of the rectum. Surg Gynecol Obstet 15:7

Parker RT, Addison WA, Wilson CJ (1979) Fascia lata urethrovesical suspension for recurrent stress urinary incontinence. Am J Obstet Gynecol 135:843

Peattie AB, Plevnik S, Stanton SL (1988) Vaginal cones: a conservative method of treating genuine stress incontinence. Br J Obstet Gynecol 95:1049

Pereyra AJ (1959) A simplified surgical procedure for the correction of stress incontinence in women. West J Surg Obstet 67:223

Pereyra AJ, Lebherz TB (1967) Combined urethrovesical suspension and vaginourethroplasty for correction of urinary stress incontinence. Obstet Gynecol 30:537

Pereyra AJ, Lebherz TB (1978) The revised Pereyra procedure. In: Buchsbaum HJ, Schmidt JD (eds) Gynecologic and obstetric urology. Saunders, Philadelphia, p 208

Peters FD, Roemer VM, Briel RG, Gassner K (1980) Urodynamische Befunde bei Frauen nach Harninkontinenzoperationen. 1. Mitteilung: Vordere Kolporrhaphie. Geburtshilfe Frauenheilkd 40:619

Peters FD, Roemer VM (1981) Urodynamische Befunde bei Frauen nach Harninkontinenzoperationen. IV. Mitteilung: Das Rezidiv-Risiko. Geburtshilfe Frauenheilkd 41:15

Phaneuf LE (1952) Inversion of the vagina and prolaps of the cervix following supracervical hysterectomy and inversion of the vagina following total hysterectomy. Am J Obstet Gynecol 64:739

Richter K (1967) Die operative Behandlung des prolabierten Scheidengrundes nach Uterusexstirpation. Geburtshilfe Frauenheilkd 27:941

Richter K (1979) Vaginale Hysterektomie und Kolporrhaphie. Gynäkol Rundsch [Suppl 1] 19:47

Richter K (1983) Pathologie der Streßinkontinenz und die anatomische Möglichkeit ihrer chirurgischen Behandlung. In: Petri E (Hrsg) Gynäkologische Urologie. Thieme, Stuttgart

Richter K (1985) Lageanomalien. In: Käser O, Friedberg V, Ober KG, Thomsen K, Zander J (Hrsg) Gynäkologie und Geburtshilfe. Thieme, Stuttgart, S 41

Richter K, Hausegger K, Lissner J et al. (1974) Die Dochtmethode. Eine vervollkommnete Art der Kolpozystorektographie. Geburtshilfe Frauenheilkd 34:711

Schwenzer T, Schwenzer C, Schwenzer M (1989) Definition und ätiologische Faktoren der hypotonen Urethra in Verbindung mit der Streßharninkontinenz der Frau. Geburtshilfe Frauenheilkd 49:857

Schwenzer T (1990) Nichtoperative Therapie der Streßharninkontinenz. In: Wulf K-H, Schmidt-Matthiesen H (Hrsg) Klinik der Frauenheilkunde und Geburtshilfe, Bd IX. Urban & Schwarzenberg, München, S 73

Schwenzer T, Beck L (1990) Urge-Inkontinenz. In: Wulf K-H, Schmdit-Matthiesen H (Hrsg) Klinik der Frauenheilkunde und Geburtshilfe, Bd IX. Urban & Schwarzenberg, München, S 85

Stamey TA (1980) Endoscopic suspension of the vesical neck. In: Stanton SL, Tanagho EA (eds) Surgery of female incontinence. Springer, Berlin Heidelberg New York, pp 77

Stamey TA, Schaeffer AJ, Condy M (1975) Clinical and roentgenographic evaluation of endoscopic suspension of the vesical neck for urinary incontinence. Surg Gynecol Obstet 140:355

Stoeckel W (1921) Die Therapie der Incontinentia urinae bei traumatischer Schädigung der Sphinktermuskulatur. Zentralbl Gynäkol 45:17

Symmonds RE, Pratt JH (1960) Vaginal prolaps following hysterectomy. Am J Obstet Gynecol 79:899

Tapfer S (1961) Typische gynäkologische Operationen. Urban & Schwarzenberg, München

Thüroff JW, Bazeed MA, Schmidt RA, Tanagho EA (1982) Mechanismus of urinary continence: an animal model to study urethral responses of stress conditions. J Urol 127:1202

Thüroff JW, Casper F, Heidler H (1987) Pelvic floor stress response: effect on periurethral muscle contraction and pelvic floor tone on substitute urethra. Neurourol Urodyn 6:153

Treahy PA, Pacey HK (1948) Stress incontinence in the female. Aust NZ J Surg 17:247

Voigt R (1985) Urodynamische Befunde vor und nach Physiotherapie streßinkontinenter Frauen. Geburtshilfe Frauenheilkd 45:563

Williams GA, Richardson AC (1952) Transplantation of external oblique aponeurosis: an operation for prolaps of the vagina following hysterectomy. Am J Obstet Gynecol 64:552

Wilson PD, Al Samarrai T, Deakin M, Kolbe E, Brown ADG (1987) An objective assessment of physiotherapy for female genuine stress incontinence. Br J Obstet Gynec 94:575

Zoedler D (1970) Die operative Behandlung der weiblichen Harninkontinenz mit dem Kunststoff-Netz-Band. Act Urol 1:28

Diagnostik und Therapie des Vaginalstumpfprolapses

U. Haller

Einleitung

Der Vaginalstumpfprolaps ist eine seltene Spätkomplikation der vaginalen oder abdominalen Hysterektomie. Es ist schwierig die Häufigkeit dieses Ereignisses zu erfassen; sie liegt bei der heute adäquaten Operationstechnik zwischen 0,2 und 1 – 2 %. Der Vaginalstumpfprolaps wird von der Patientin meist als sehr lästig empfunden, er führt zu Störungen beim Sitzen, beim Gehen und auch beim Geschlechtsverkehr. Oft beeinträchtigt er auch die Blasenfunktion und führt zu rezidivierenden Harnwegsinfekten, in seltenen Fällen durch Knickung der Ureteren auch zu Abflußstörungen der Nieren.

Für die Seltenheit des Auftretens eines Vaginalstumpfprolapses können z. T. die heute angewandten spezifischen prophylaktischen Maßnahmen der Operationstechnik anläßlich der Hysterektomie, so z. B. die hohe Peritonisierung, verantwortlich gemacht werden.

Der häufiger werdende Eingriff, vergesellschaftet mit einer erhöhten Lebenserwartung und somit Verlängerung der Postmenopause, wird aber zu einer steigenden Zahl von Patientinnen mit Vaginalstumpfprolaps führen.

Die Therapie der Wahl besteht in der chirurgischen Behandlung. Wenn die Kohabitation nicht erhalten werden soll, bietet sich primär die Kolpohysterektomie an, beim Scheidenstumpfprolaps die Kolpektomie [20, 26]. Wenn die Kohabitation erhalten werden soll, ist das Ziel der Korrektur die Herstellung der normalen Vaginalachse, ferner das Erreichen einer funktionell adäquaten Vagina. Bis heute sind über 50 verschiedene vaginale oder abdominale Operationsverfahren zur Behebung des Vaginalprolapses beschrieben worden. Zur Suspension wurden verschiedenste Materialien verwendet, angefangen bei körpereigenen Faszienstreifen über allogenes Material wie Dura mater bis hin zu den modernsten technischen Errungenschaften synthetischer Produkte. Nur wenige operative Techniken und auch wenige Materialien haben sich bis heute bewährt. Bei den operativen Techniken haben sich insbesondere das vaginale Verfahren der sakrospinalen Fixation nach Amreich [4] und Richter [40 – 44] und das abdominale Verfahren der Kolposakropexie durchgesetzt [20]. Es besteht keine Einigkeit darüber, ob dem vaginalen oder eher dem abdominalen Operationsweg der Vorzug zu geben sei, auch nicht darüber, welches Verfahren bei der Erstoperation oder welches beim Rezidiv besser geeignet ist. Im deutschsprachigen Bereich wird dem vaginalen Zugangsweg für die Primäroperation meist der Vorzug gegeben. Auch in den USA wurde neuerdings die sakrospinale Fixation wieder vermehrt angewandt.

Ätiologie

Der Vaginalstumpfprolaps tritt sowohl nach abdominaler als auch – häufiger – nach vaginaler Hysterektomie auf. Bei letzterem Verfahren ist das Risiko höher, da diese Operationen gewöhnlich auch wegen einer genitalen Senkung durchgeführt werden. Aus der amerikanischen Literatur ist erkenntlich, daß bei ausgedehnten Senkungszuständen noch oft abdominale Hysterektomien durchgeführt werden, womit der spätere Vaginalprolaps erklärt ist. Dies geht u. a. auch aus Untersuchungen von Webb hervor [52], der feststellt, daß sich fast 50% der Enterozelen nach einer außerhalb durchgeführten abdominalen Hysterektomie entwickelten, verglichen mit 34% nach einer vaginalen Hysterektomie an seiner Klinik. Angeblich wurden in vielen Fällen die vorher außerhalb durchgeführten abdominalen Hysterektomien wegen eines uterovaginalen Prolapses vorgenommen, wohl auch ohne zusätzliche prophylaktische Maßnahmen, so daß die Operationstechnik nicht angemessen erschien.

Ein wichtiger ätiologischer Faktor besteht sicher darin, daß während der Durchführung der vaginalen Hysterektomie eine vorhandene oder potentielle Enterozele nicht beachtet wird. Die Schwierigkeit bei der operativen Sanierung der Enterozele selbst geht aus der großen Anzahl von Techniken hervor, die dafür beschrieben und empfohlen worden sind.

Üblicherweise entwickelt sich der Scheidenstumpfvorfall aus demselben Grund, aus dem sich der uterovaginale Prolaps entwickelt hatte, nämlich aufgrund einer „Bindegewebsschwäche". Einige der Patientinnen weisen Hernien, Varizen, Hämorrhoiden etc. auf, die diese Gewebsschwäche widerspiegeln. Bei anderen Patientinnen wird postmenopausal atrophisch verändertes Gewebe, also die Altersinvolution, als ätiologischer Faktor für einen Vaginalstumpfprolaps verantwortlich gemacht.

Ob auch Überdehnungszustände be intraligamentären oder zervikalen Myomen dafür verantwortlich gemacht werden können, wie mehrfach berichtet, ist schwierig zu beurteilen, denn diese Ereignisse sind selten.

Postoperative Hämatome oder Abszesse im Becken bei Infektion am Vaginalstumpf können begünstigende Faktoren für einen Vaginalprolaps darstellen. Es ist nicht anzunehmen, daß Infektionen am Vaginalstumpf, wie gelegentlich angeführt, zu einer Festigung des Gewebes führen.

Von Symmonds [47, 48] wurden 3 Grade des Vaginalstumpfprolapses beschrieben. Beim 1. Grad handelt es sich um eine Enterozele hinter einem gut fixierten sekundären Vaginalstumpf, bei Grad 2 um einen mittelgradigen Prolaps mit Enterozele, Rektozele und Zystozele und beim 3. Grad um einen Prolaps mit kompletter Ausstülpung des vaginalen Blindsacks. Wenn von einem Vaginalstumpfprolaps die Rede ist, ist in der Regel der Prolaps 3. Grades nach Symmonds gemeint.

Historische Entwicklung der Operationstechnik

Zweifel [53] war 1892 wohl der erste Autor, der die sakrotuberale Fixation des Scheidengewölbes erwähnte, wobei er den parasakralen Zugang wählte. Miller [31] beschrieb 1927 eine transvaginale Methode zur Korrektur des Vaginalprolapses mittels des Lig. sacrouterinum, das er hoch an die Vorderseite des Sakrums fixierte, um so den Vaginalprolaps aufzuhängen. 1951 beschrieb dann Amreich [4] den extraperitonealen hinteren rektrovaginalen Zugangsweg zum Lig. sacrotuberosum [46]. Schließlich modifizierte er diese Methode, indem er den transvaginalen Zugangsweg zu diesem Gebiet erarbeitete. Richter führte 1963 [40] die sakrotuberale Fixation ein und verhalf ihr zum Durchbruch in Europa. Einige Jahre später stellte er fest, daß die verbesserte Technik durch Fixation an das Lig. sacrospinale erreicht wird [42]. In den USA wurde die Methode der Fixation an das Lig. sacrospinale durch Randall und Nichols [34–38, 39] 1971 eingeführt. Unterdessen entwickelten sich auch die abdominalen Verfahren zur Fixation des Scheidenblindsacks [45], wobei festzuhalten ist, daß die abdominale anteriore Fixation [8, 14, 15, 24, 25] die anatomische Herstellung der Vaginalachse nicht effizient erreicht, so daß Enterozelenrezidive und Störungen der Sexualfunktion häufig waren. Das Verfahren der posterioren intraperitonealen Fixation [9, 13] führte ebenfalls zu verschiedenen Unannehmlichkeiten, u. a. auch zu intraperitonealen Briden, die intestinale Obstruktion und Verletzung des Rektums, insbesondere durch synthetisches Material des Aufhängebandes, zur Folge hatten. Mit der posterioren retroperitonealen Fixation werden sowohl die Vaginalachse als auch die Tiefe der Vagina adäquat wiederhergestellt [5, 7, 12, 20, 29, 51]. Mit der Obliteration des Douglas-Raumes sollte die Bildung einer Enterozele und auch die Verletzung von abdominalen Organen verhindert werden [33]. Zur Zeit werden chirurgische Verfahren angewandt, die entweder auf transvaginalem Wege die Fixation des Vaginalstumpfes an das Lig. sacrospinale ermöglichen [21, 23, 32] oder die Kolpopexie an das Sakrum auf abdominalem Wege erreichen [1, 5, 7, 12, 27, 29]. Bei der abdominalen Fixation wird z. T. immer noch Eigengewebe verwendet wie die Faszie des Musculus obliquus externus oder des Rektummuskels [29] oder Fascia lata. Diese Verfahren haben den Nachteil, daß sie durch die Präparationstechnik der Faszienstreifen zeitaufwendig sind. Zudem ist in solchen Fällen die zurückgelassene Faszie potentiell insuffizient.

Diesbezüglich ist allogenes Material wie z. B. Dura mater [27] vorteilhafter. Allerdings wird gerade in neuerer Zeit in bezug auf lyophilisierte Dura zur Vorsicht gemahnt, da Unverträglichkeitsreaktionen beschrieben wurden [50]. Faszienmaterial und Dura mater sind in der Folge abgelöst worden durch moderne synthetische Materialien wie Mercilen-Mèche (Polyesterfiber) [1], Teflon (Polytetrafluoraethylen) [5], Prolene-Mèche (Polypropylen) [7]. Gerade in letzter Zeit sind insbesondere die Marlex-Mèche (Polypropylen) [1, 12], die von der Rektalchirurgie her bekannt ist, und in jüngster Zeit die Goretex-Mèche (Polytetrafluoroethylen) aufgekommen. Beim vaginalen Verfahren der sakrospinalen Fixation wird sowohl nicht resorbierbares als auch resorbierbares Fadenmaterial zur Fixation verwendet.

Abdominale Sakropexie

Nachdem wir während der letzten 12 Jahre die abdominale Sakropexie anfänglich mit einem lyophilisierten Durastreifen (10 Fälle), in der Folge mit einer Marlex-Mèche (15 Fälle) durchführten und seit 2 Jahren Goretexband verwenden, gehen wir bei der abdominalen Sakropexie des Vaginalstumpfes wie folgt vor: Die Abdominalhöhle wird entweder durch einen Pfannenstiel- oder einen unteren medianen Längsschnitt eröffnet. Nach Darstellen des Situs im kleinen Becken wird von vaginal her ein breiter Hegarstift eingeführt, so daß der Scheidenstumpf intraabdominal in jede gewünschte Richtung und auch zum Sakrum hin bewegt werden kann. Über dem so angestrafften Scheidenstumpf wird das Peritoneum inzidiert und zu beiden Seiten entlang der Scheide so weit wie möglich wegpräpariert, so daß die Vaginalhaut vorne und hinten über eine weite Strecke freiliegt. Dann wird das präsakrale Peritoneum zwischen 4 Haltefäden in der Mittellinie längs eröffnet und vom Promontorium nach distal der Retroperitonealraum möglichst weit freigelegt. Es wird das Sigmarektum zur linken Seite abgedrängt, die Venen- und Nervengeflechte im präsakralen Bindegewebe werden sorgfältig geschont. Ein Goretexband von einer Dicke von 1 mm wird gedoppelt und entweder mit nicht resorbierbaren Ethibond-Einzelknopfnähten 0 oder mit Goretexfäden zwischen dem 2. und dem 3. Sakralwirbel im Ligament vernäht. Dabei muß beachtet werden, daß keine Venen oder Nerven verletzt werden. Als nächster Schritt wird mit dem Hegarstift von vaginal her der Scheidenstumpf an das Sakrum herangeführt, das Goretexband mit der Schere entsprechend gekürzt und schließlich gedoppelt, zuerst an die hintere, dann an die vordere Scheidenhaut so weit und so tief wie möglich mit mehreren Einzelknopfnähten vernäht. Dabei verwenden wir nicht resorbierbares Fadenmaterial Ethibond 0 oder Goretexfäden. Es ist darauf zu achten, daß die Auflageflächen des vorderen und hinteren Blattes des Gorethexbandes die Vagina über möglichst große Flächen fixieren (Abb. 1). Wichtig ist

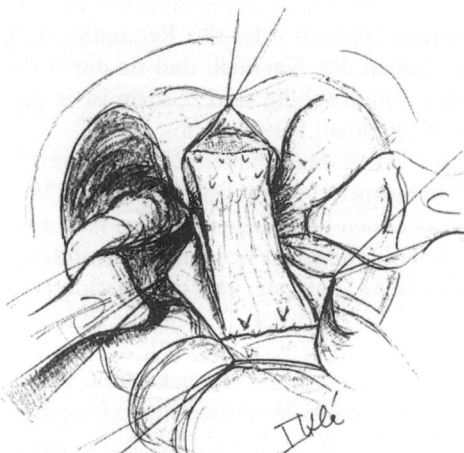

Abb. 1. Abdominale Sakropexie: Das Goretexband liegt in situ und ist mit 2 Fixationsnähten am Sakrum (*unten*) und mehreren Fixationsnähten vorne und hinten am Scheidenpol fixiert. Das Sigmarektum wird mit Haken nach der linken Seite abgedrängt, das präsakrale Peritoneum ist zwischen Haltefäden weit eröffnet

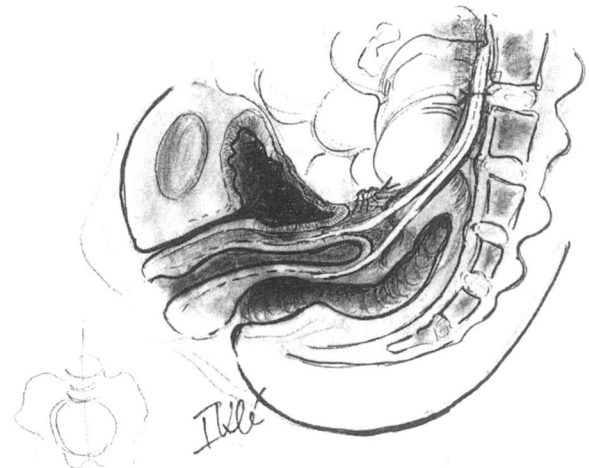

Abb. 2. Abdominale Sakropexie: Im Sagittalschnitt ist zu erkennen, daß das Vorgehen die Wiederherstellung einer normalen Scheidenachse bei Erreichen einer optimalen Länge der Vagina ermöglicht. Es darf keine zu große Spannung entstehen, um ein Ausreißen des Bandes zu vermeiden

dabei, daß keine zu große Spannung entsteht, um ein späteres Ausreißen des Bandes zu vermeiden. Bei den 15 Fällen mit Marlex-Mèche verzeichneten wir ein Rezidiv durch Ausreißen der Vagina. Nach Korrektur der Operationstechnik mit Fixation der Vagina über größere Strecken trat diese Komplikation nicht mehr auf. Die Länge des Bandes richtet sich nach der Länge des Vaginalstumpfes, d. h. nach der Brücke zwischen Vaginalpol und Sakrum. Der Vaginalstumpf wird ohne unnötige Spannung am Sakrum fixiert. Dann wird über dem Band das Peritoneum mit einer fortlaufenden Naht wieder verschlossen, um so eine Adhäsions- und Ileusprophylaxe zu garantieren. Nur ausnahmsweise eröffnen wir vor Anlegen des Bandes den Scheidenpol; nämlich dann, wenn entweder die vordere oder hintere Scheidenhaut gekürzt werden muß.

Eine Obliteration des Douglas-Raumes nach Moschcowitz [33] mit nichtresorbierbarem Fadenmaterial führen wir nur dann durch, wenn der Douglas-Raum ausgesprochen tief ist. Das beschriebene abdominale Vorgehen ermöglicht die Wiederherstellung einer normalen Scheidenachse und einer normalen Scheidenfunktion bei Erreichen einer optimalen Länge der Vagina (Abb. 2). Bei Bedarf kann die abdominale Sakropexie mit anderen Operationen, wie z. B. retropubischen Urethrovesikopexien etc., kombiniert werden.

Die sakrospinale Fixation

In Anlehnung an das von Amreich und Richter [2, 4, 40–44] publizierte Operationsverfahren wird an unserer Klinik beim Scheidenblindsackvorfall primär das vaginale Operationsverfahren der sakrospinalen Fixation in folgenden

Schritten durchgeführt: Der prolabierte Scheidenblindsack wird mit Haltefäden zu beiden Seiten so fixiert, daß die Vaginalhaut in der Medianlinie über ihre ganze Länge vom suburethralen bis zur hinteren Komissur inzidiert und i. allg. zuerst mit dem Skalpell, dann mit der Präparierschere von der Enterozele abpräpariert werden kann. Dieses Verfahren kann erleichtert werden durch präoperative Unterspritzung der Vaginalhaut mit Octapressinlösung (POR 8). Zeigt sich bei dieser Präparation eine Enterozele, wird diese in typischer Weise eröffnet und nach Richter mit einer atraumatischen Tabaksbeutelnaht oder mit Einzelknopfnähten mit resorbierbarem Fadenmaterial hoch verschlossen. Der überschüssige Bruchsack wird reseziert. Im allgemeinen muß auch eine Zystozele saniert werden, indem eine vordere Kolporrhaphie durch Fasziennaht erfolgt. Wenn sich beim präoperativen Test der digitalen Annäherung des vaginalen Blindsacks an das Lig. sacrospinale deutlich überschüssige Vaginalhaut im vorderen Bereich ergibt, wird jetzt Vaginalhaut reseziert und die Vagina verschlossen. Danach erfolgt die eigentliche sakrospinale Fixation:

Das Lig. sacrospinale rechts wird dargestellt, indem mit 3 Breisky-Haken rechtsseitig der Medianlinie eingegangen und das Rektum nach links abgedrängt wird, so daß auf diese Weise zunächst die Spina ischiadica auf der rechten Seite in der Tiefe dargestellt werden kann (Abb. 3).

Falls dies nicht gelingt, kann die Spina digital getastet und so auch das Lig. sacrospinale als straffer Strang mit dem Finger lokalisiert werden. Das Operationsfeld mit dem Lig. sacrospinale wird so dargestellt, daß das mediane Breisky-Spekulum das Rektum nach links und das hintere Spekulum den Levator nach hinten abdrängen. Dann wird mit Spreizschlägen der langen Präparierschere das Lig. sacrospinale so weit wie möglich freigelegt und 1−2 cm sakralwärts von der Spina entfernt, entweder mit resorbierbarem oder mit nicht re-

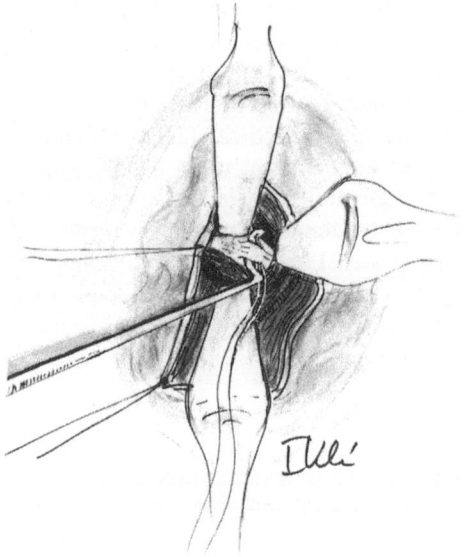

Abb. 3. Sakrospinale Fixation: Das Lig. sacrospinale rechts wird dargestellt, indem zuerst die Spina ischiadica rechts digital getastet und das Lig. sacrospinale als straffer Strang mit dem Finger lokalisiert wird. Das Operationsfeld mit dem Lig. sacrospinale wird so dargestellt, daß das mediane Breisky-Spekulum das Rektum nach links, das hintere Spekulum den Levator nach hinten abdrängen. Das Lig. sacrospinale wird 1 1/2 cm von der rechten Spina ischiadica in Richtung Sakrum in seinem fibrösen Anteil angehoben und mit 2 Fixationsfäden durchstochen

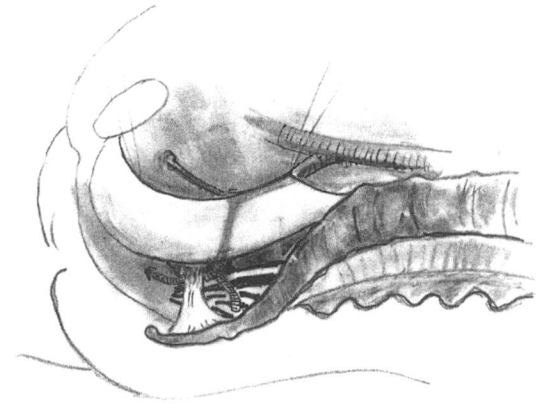

Abb. 4. Sakrospinale Fixation: Die Distanz von mindestens 1 1/2 bis 2 cm von der Spina ischiadica muß beachtet werden, um nicht die A. und V. pudenda anzustechen, den Nerv zum Levator ani oder den Plexus sacralis zu kompromittieren

sorbierbarem Fadenmaterial, das Lig. sacrospinale angehoben und durchgestochen. Dabei kann der Faden mit einem Déchamps geführt oder mit einer eingeschweißten Nadel direkt durch das breite fibromuskuläre Band durchgestochen werden. Es ist dabei festzuhalten, daß es sich bei dem Lig. sacrospinale teilweise wohl um den fibrosierten Anteil des M. ischiococcygeus handelt, d. h. um den anterioren Anteil des Lig. sacrotuberosum. Es muß darauf geachtet werden, daß nur dieser fibröse Anteil des Lig. sacrospinale angehoben wird und daß die Distanz von mindestens 1 1/2 cm von der Spina ischiadica beachtet wird, um nicht die A. und V. pudenda, die sich um die Spina ischiadica schwingen, anzustechen. Mit diesem Vorgehen wird auch vermieden, daß die Nn. musculi levatoris ani oder der unmittelbar weiter hinten liegende Plexus sacralis kompromittiert werden (Abb. 3 und 4). Wir führen 2 Nähte durch das Ligament, prüfen die Zugfestigkeit und führen jeweils die doppelten Fäden links und rechts an die kranialste Stelle der Vaginallappen, wo sie so fixiert werden, daß die Vaginalwand jeweils nicht voll durchstochen wird. Nachdem auf beiden Seiten die Vaginalhautlappen so angezügelt sind, werden die Fäden mit dem Lappen hochgeführt bis zum Lig. sacrospinale und bündig geknotet. Auf diese Weise folgen die Scheidenhautlappen dem Zug, der zunehmend durch das Hochknüpfen des Knotens entsteht, bis zum Lig. sacrospinale. Die Vaginalhaut wird dabei satt an das Lig. sacrospinale fixiert, ohne daß die Fäden durchhängen (Abb. 5).

Falls noch überschüssige Scheidenhaut vorhanden ist, kann diese jetzt reseziert werden. Falls eine Rektozele besteht, wird eine Kolpoperineoplastik in typischer Weise angeschlossen und schließlich darüber die Scheidenhaut mit Einzelknopfnähten verschlossen. Die auf diese Weise fixierte Vagina wird mit einem Salbenstreifen tamponiert, der nach einem Tag entfernt wird. Die Urinableitung erfolgt über eine präoperativ gelegte suprapubische Blasendrainage, die nach ca. 5–7 Tagen entfernt werden kann.

Bei diesem vaginaloperativen Verfahren besteht die Möglichkeit, gleichzeitig sowohl eine vordere Kolporrhaphie als auch eine Kolpoperineoplastik

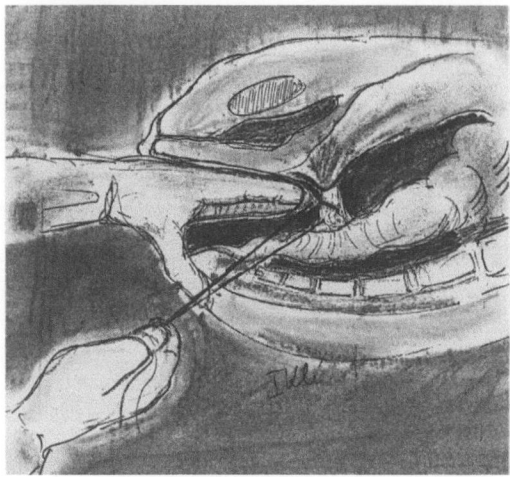

Abb. 5. Sakrospinale Fixation: Einzelknopfnähte werden mit den Vaginallappen so weit hochgeführt, bis sie am Lig. sacrospinale bündig geknotet werden können. Auf diese Weise folgen die Scheidenhautlappen dem Zug, der zunehmend durch das Hochknüpfen des Knotens entsteht, bis zum Lig. sacrospinale

durchzuführen. Diese Korrektur ist wichtig, da meist eine Beckenbodeninsuffizienz vorhanden ist.

Falls es sich beim präoperativen Test zeigt, daß der Scheidenblindsack nicht ohne weiteres bis an das Lig. sacrospinale herangeführt werden kann, entschließen wir uns für das abdominale Verfahren, bei dem die fehlende Länge der Vagina durch synthetisches Material überbrückt werden kann. Dieses Verfahren wenden wir auch beim Rezidiv an.

Prävention des Vaginalprolapses anläßlich der Hysterektomie

Um einen Prolaps des Vaginalstumpfes nach einer Hysterektomie zu verhindern, können im Rahmen der Hysterektomie folgende operationstechnische Maßnahmen ergriffen werden:

- Bereits Richter beschrieb 1963 [40] den hohen Verschluß des Peritoneums – eine Technik die besonders bei den vaginalen, aber auch bei den abdominalen Hysterektomien zum Einsatz kommt. Bei abdominalem Zugang wurde lange Zeit insbesondere die Verödung eines tiefen Douglas-Raumes mit einer zirkulären Tabaksbeutelnaht nach Moschcowitz empfohlen und durchgeführt [33], ferner die sagittalen Nähte nach Halban [17] oder die Vereinigung der Sakrouterinligamente [18].
- Operative Rekonstruktion des Beckenbodens durch Vereinigung der auseinandergewichenen Strukturen im Hiatus genitalis wie Sakrouterinligamente, Rektumpfeiler, perirektale Faszie, M. puborectalis und retroperitoneales Bindegewebe.
- Fixation der Vagina an der dorsalen Beckenwand über der Levatorplatte, wobei der Scheidenstumpf entweder am Lig. sacrospinale direkt einseitig oder auf beiden Seiten nach Amreich und Richter angeheftet wird oder in-

dem der Scheidenstumpf an den Sakrouterinligamenten möglichst hoch anfixiert wird, was unter dem Begriff „posterior culdeplasty" nach McCall [30] beschrieben und dann auch modifiziert wurde. Das technische Vorgehen der McCall-Naht wird von Hirsch [18, 19] sowohl für den vaginalen wie auch für den abdominalen Zugang nach Hysterektomie exakt beschrieben. Komplikationen bei der Suspension der Vagina an den Sakrouterinligamenten wie Beeinträchtigung der Ureteren durch Mitfassen [16] oder Abknicken [22], wenn die McCall-Naht zu weit nach lateral bewegt wird, oder lateral zuviel Gewebe gefaßt wird [47], sind bekannt und können dadurch vermieden werden, daß die Sakrouterinligamente durch Zug angespannt und die Ureteren palpatorisch identifiziert werden [18, 19, 52].

Die Suspension der Sakrouterinligamente kann jedoch nicht durchgeführt werden, wenn diese Ligamente stark atrophisch verändert sind. In solchen Fällen bietet sich die primäre präventive Fixation am Lig. sacrospinale nach Amreich und Richter an. Allerdings sollte die Indikation dazu nicht zu weit gestellt werden, da es sich um einen anspruchsvollen Eingriff handelt. Cruikshank [10, 11] berichtet mit einer ähnlichen Methode bei 112 Hysterektomien über gute Ergebnisse.

Gleichzeitige Kolporektosakropexie

Über Operationsverfahren beim gleichzeitigen Vorhandensein eines Vaginalstumpfprolapses nach Hysterektomie und Intussuszeption der Rektalwand ist nur sehr wenig bekannt. Loygue [28] beschrieb die Fixation des mobilisierten Rektums an das Sakrum durch ein Nylonband und erwähnte, daß auch der Genitalprolaps mit der gleichen Methode fixiert werden kann. Amico u. Marino [3] beschrieben die Verwendung einer Teflon-Mèche, um sowohl das Rektosigmoid als auch den vorgefallenen Vaginalstumpf an das Ligament zwischen L5/S1 zu fixieren, so daß beide Organe in die Sakralhöhle fixiert werden. Dies ist wohl die erste eingehende Beschreibung dieser Operationsmethode. Tancer [49] beschrieb 1990 die kombinierte rektovaginale Sakropexie mit einer Teflon-Mèche an S2/S3. Schließlich publizierte auch Baker [6] unter dem Titel „Combining colposacropexy and Ripstein procedure for combined vaginal vault and rectal prolapse: with and without retropubic colpourethropexy for stress urinary incontinence" eine ähnliche Fixation mittels Marlex-Mèche, wobei er das Rektum an S2/S3 fixierte und, das Rektum umschlingend, die Vagina an S1/S2.

Literatur

1. Addison AW, Timmons ChM, Wall LL, Livengood ChH (1989) Failed abdominal sacral Colpopexy. Obstet Gynecol:480–482
2. Albrich W (1984) Ungewöhnliche Genitalprolapse. Gynäkologische Rundschau 24:234

3. Amico JC, Marino AW (1968) Prolapse of the vagina in association with rectal procidentia. Dis Colon Rectum 11:115–119
4. Amreich J (1951) Aetiologie und Operation des Scheidenstumpfprolapses. Wien Klin Wschr 63:74–77
5. Angulo A, Kligman I (1989) Retroperitoneal Sacrocolpopexy. Surgery, Gynecol Obstet 169:319–323
6. Baker KR, Drutz HP, Stern HS, Deutsch A (1990) Combining Colposacropexy and Ripstein Procedure. International Urogynecol J 1:228–232.
7. Baker KR, Beresford JM, Campbell C (1990) Colposacropexy with Prolene Mesh. Surgery, Gynecol Obstet 171:51–54.
8. Beecham CT, Beecham JB (1973) Correction of prolapsed vagina enterocele with fascia lata. Obstet Gynecol 42:542–546
9. Birnbaum SJ (1973) Rational therapy for the prolapsed vagina. Am J Obstet Gynecol 115:411–419
10. Cruikshank SH (1987) Preventing posthysterectomy vaginal vault prolapse and enterocele during vaginal hysterectomy. Am J Obstet Gynecol 156:1433–1440
11. Cruikshank SH, Cox DW (1990) Sacrospinous ligament fixation at the time of transvaginal hysterectomy. Am J Obstet Gynecol 162:1611–1619
12. Drutz HP, Cha LS (1987) Vaginal vault sacropexy with Marlex mesh. Am J Obstet Gynecol 156:387–392
13. Feldmann GB, Birnbaum SJ (1979) Sacral colpopexy for vaginal vault prolapse. Obstet Gynecol 53:399–401
14. Fletcher PF (1948) Abdominal colpocystopexis for complete prolapse of the vagina and bladder. Am J Obstet Gynecol 56:41–45
15. Fletscher PF (1955) Abdominal colpocystopexy for prolapse of the vagina, bladder and/or uterus: The rectus suspension principle of crossed-suspender support. In Lowrie RJ: Gynecology: Surgical Techniques. Thomas, Springfield, III
16. Given FT (1985) Posterior culdeplasty: Revisited. Am J Obstet Gynec 153:135
17. Halban J (1947) Gynäkologische Operationslehre. 2. Auflage Urban & Schwarzenberg Wien
18. Hirsch HA (1989) Suspension des Vaginalstumpfes an den Sakrouterinligamenten. Gynäkol Prax 13, Hans Marseille GmbH München:731–737
19. Hirsch HA (1989) Uterosacral ligament suspension of vaginal vault (McCall's culdeplasty). European J of Obstet Gynecol and Reproductive Biology 32:13–14
20. Käser O, Iklé FA, Hirsch HA (1985) Atlas of gynecological surgery. 2nd ed New York: Thieme-Stratton: 6.6–6.9, 12.58–12.63
21. Kaupilla O, Punnonen R, Teisala K (1986) Operative Technique for the Repair of Posthysterectomy Vaginal Prolapse. Ann Chir Gynaecol 75:242
22. Keller O, Neeser E, Hirsch HA Enterozelenprophylaxe bei der Hysterektomie durch Suspension des Vaginalstumpfes. Gynäkol Prax (in Vorbereitung)
23. Kettel LM, Hebertson RM (1989) An anatomic Evaluation of the sacrospinous Ligament Colpopexy. Surgery, Gynecol Obstet 168:318–322
24. Langmade CF (1965) Cooper ligament repair of vaginal vault prolapse. Am J Obstet Gynecol 92:601
25. Langmade CF, Oliver J (1978) Cooper ligament repair of vaginal vault prolapse twenty eight years later. Am J Obstet Gynecol 131:134–142
26. Langmade CF, Oliver JA (1986) Partial colpocleisis. Am J Obstet Gynecol 154:1200–1203
27. Lansman HH (1983) Posthysterectomy vault Prolapse. The Am College of Obstet Gynecol 63:577–582

28. Loygue J, Huguier M, Malafosse M (1971) Complete prolapse of the rectum. Br J Surg 58:847
29. Maloney JC, Dunton ChJ, Smith K (1990) Repair of vaginal vault Prolapse with abdominal Sacropexy. Survey, Gynecol Obstet 35:333–334
30. McCall ML (1957) Posterior culdeplasty: Surgical correction of enterocele during vaginal hysterectomy, a preliminary report. Obstet Gynec 10:595
31. Miller NF (1927) A new method of correctin complete inversion of the vagina. Surg Gynecol Obstet 44:550
32. Morley GW, DeLancey JOL (1988) Sacrospinous ligament fixation for eversion of the vagina. Am J Obstet Gynecol 158:872–881
33. Moschcowitz AV (1912) The pathogenesis, anatomy and cure of prolapse of the rectum. Surgery Gynec Obstet 15:7
34. Nichols DH, Milley P (1970) Significance of restoration of normal vaginal depth and axis. Obstet Gynecol 36:251–255
35. Nichols DH, Randall CL (1976) Inversion of the vagina. Vaginal Surgery. The Williams and Wilkins Company Baltimore 13:208–218
36. Nichols DH (1982) Sacrospinous fixation for massive eversion of the vagina. Am J Obstet Gynecol 142:901–904
37. Nichols DH, Randall CL (1983) Vaginal Surgery. 2nd ed Baltimore: Williams & Wilkins 284–303
38. Nichols DH, Randall CL (1989) Massive Eversion of the Vagina, Vaginal Surgery 3rd ed Baltimore: William & Wilkins:328–9
39. Randall CL, Nichols DH (1971) Surgical treatment of vaginal inversion. Obstet Gynecol 38:327–332
40. Richter K (1963) Die Prophylaxe und Therapie des Scheidenvorfalles nach Uterusexstirpation. Geburtsh u Frauenheilk 23:1063
41. Richter K (1967) Die operative Behandlung des prolabierten Scheidengrundes nach Uterusexstirpation. Ein Beitrag zur Vaginaefixatio sacrotuberalis nach Amreich. Geburtsh u Frauenheilk 27:941–954
42. Richter K (1968) Die chirurgische Anatomie der Vaginaefixatio sacrospinalis vaginalis. Ein Beitrag zur operativen Behandlung des Scheidenblindsackprolapses. Geburtsh u Frauenheilk 28:321
43. Richter K, Albrich W (1981) Long-term results following fixation of the vagina on the sacrospinous ligament by the vaginal route (vaginavixatio sacrospinalis vaginalis). Am J Obstet Gynecol 141:811–816
44. Richter K (1982) Massive eversion of the vagina: Pathogenesis, diagnosis and therapy of the „true" prolapse of the vaginal stump. Clin Obstet Gynecol 25:897
45. Rust JA, Botte JM, Howlett RJ (1976) Prolapse of the vaginal vault: improved techniques for management of the abdominal approach or vaginal approach. Am J Obstet Gynecol 125:768–776
46. Sederl J (1958) Zur Operation des Prolapses der blindendigenden Scheide. Geburtshilfe Frauenheilkd 18:824
47. Symmonds RE, Pratt JH (1960) Vaginal prolapse following hysterectomy. Am J Obstet Gynecol 79:899–909
48. Symmonds RE, Williams TJ, Lee RA, Webb MJ (1981) Posthysterectomy enterocele and vaginal vault prolapse. Am J Obstet Gynecol 140:852–859
49. Tancer ML, Fleischer M, Berkowitz BJ (1987) Simultaneous Colpo-Recto-Sacropexy. Obstet Gynecol 70:951–954

50. Thadani V, Penar PL, Partington J, Kalb R, Janssen R, Schönberger LB, Rabkin CHS, Prichad JW (1988) Creutzfeldt-Jakob disease probably acquired from a cadaveric dura matr graft. J Neurosurg 69:766–769
51. Ulfelder H (1963) Prolapse of the vagina following hysterectomy. In: Meigs JV and Sturgis SH; Progress in Gynecology, vol 4. Grune & Stratton, New York
52. Webb MJ (1981) Enterocele: Prophylaxe und Therapie. Gynäkologe, Springer 14:187–191
53. Zweifel P (1892) Vorlesungen über klinische Gynäkologie. Berlin Hirschwald 407–409

Der Beckenboden bei Eingriffen in der gynäkologischen Onkologie: Möglichkeiten der Rekonstruktion

H. G. Bender und H.-G. Schnürch

Bei der wieder vermehrt durchgeführten operativen Therapie der Uterus-, Vaginal- und Vulvamalignome sind häufig operationsstrategische Überlegungen im Hinblick auf den Beckenboden in die Planung und Durchführung des operativen Eingriffs mit einzubeziehen. Dabei können folgende Teilaspekte von Bedeutung sein:

1) Die vorgesehene Resektionsebene in bezug auf die Topographie des Beckenbodens,
2) die Erhaltung bzw. Wiederherstellung der Beckenbodenfunktion,
3) die Behandlung der Beckenbodenoberfläche gegenüber der Abdominalhöhle nach Beendigung der Resektionsphase.

Aspekte des Beckenbodens bei radikaler Hysterektomie (Wertheim-Meigs)

Die Resektionsebene verläuft bei der Wertheim-Operation in der klassischen Indikation – dem Zervixkarzinom der Stadien Ib–IIb – proximal des Beckenbodens. Dieser stellt jedoch im Operationsablauf eine wesentliche Landmarke dar. Das beiderseitige parametrane Gewebe einschließlich der Lymphknoten und der Fettanteile sollte zur Freilegung der kranialen Beckenbodenflächen auf beiden Seiten führen. Als Leitstrukturen sind der freipräparierte N. obturatorius und ggf. die gleichnamigen Blutgefäße oberhalb der Beckenbodenebene zu sehen.

Erfahrungsgemäß wird die topographische Position der Vagina in ihrer verkürzten Form nach Resektion des oberen Anteils oder nach Verlängerung durch einen Peritonealpouch relativ wenig gefährdet. Damit werden relativ selten Anzeichen oder Symptome eines vaginalen Deszensus in den Jahren nach einer Wertheim-Meigs-Operation beobachtet. Häufiger sind Kohabitationsbeschwerden, die durch eine stärkere Verkürzung der Scheide oder aber insbesondere durch eine primäre oder postoperative Bestrahlung bedingt sein können. Die Verlängerung der operativ verkürzten Vagina kann auch sekundär durch eine zirkuläre Adaptation eines zeltförmig aufgesetzten Peritonealdaches erfolgen. Elastizität und Breite der Scheide bleiben unter diesen Voraussetzungen erhalten.

Problematischer stellt sich die Korrektur nach intensiverer Bestrahlung der Scheide und des paravaginalen Gewebes dar. Unter diesen Voraussetzungen droht auch nach Korrektur der Scheidenweite bzw. -länge eine sekundäre Strikturbildung durch die Schrumpfung des paravaginalen Gewebes, insbesondere in der Höhe der Levatorschenkel. Unter diesen Bedingungen kann sich der Vaginalersatz durch ein Sigma- oder Zökum-Segment als vorteilhaft erweisen, da damit eine günstigere Blutversorgung durch nichtbestrahlte Abschnitte des Blutgefäßsystems und damit auch eine gewisse Revaskularisation des paravaginalen Gewebes erreicht wird. Ein sicherer Schutz gegen eine erneute Strikturausbildung ist jedoch auch damit nicht gegeben.

Im postoperativen Verlauf nach einem Wertheim-Meigs-Eingriff kommt es relativ häufig zu mehr oder weniger ausgedehnten retroperitonealen Lymphozelen im kleinen Becken. Diese können mit der kranialen Beckenbodenoberfläche in Verbindung stehen, und ihre Genese hängt weitgehend von der Versorgung des Beckenbodens gegenüber der Abdominalhöhle ab.

Kleinere Lymphansammlungen können sich spontan zurückbilden. Größere Lymphozelen, die sich parailiakal und in der Fossa obturatoria ausbreiten, können jedoch zu Beschwerden und sekundären Komplikationen führen, die ein aktives ärztliches Vorgehen nahelegen.

Ausgedehntere Befunde können Druckbeschwerden und Schmerzen auf der betroffenen Unterbauchseite verursachen. Das Beschwerdebild kann sich akut durch eine bakterielle Infektion und einen sich evtl. daraus ergebenden septischen Verlauf zuspitzen. Unter diesen Voraussetzungen sollte eine möglichst baldige Entlastung vorgenommen werden.

Bei weniger akutem Verlauf muß die Kompression des Ureters und die mögliche spätere Ausbildung einer periureteralen Fibrose mit konsekutiver ipsilateraler Hydronephrose bedacht werden.

Unabhängig oder parallel kann eine Thrombose iliakaler Venen eintreten, wobei bei einem Auftreten mit längerem Abstand von der Operation die Wahrscheinlichkeit eines Tumorrezidivs als Ursache zunimmt.

Wegen des relativ häufigen Auftretens der Lymphozele und der gelegentlich belastenden Komplikationen gibt es vielfältige Bemühungen um eine effektive Prophylaxe und Therapie dieser Störung. Da angeblich eine Häufigkeitszunahme seit konsequenter Anwendung der postoperativen Heparinisierung zu verzeichnen ist, wurde wiederholt empfohlen, die Applikation des Heparins nicht in Körperpartien vorzunehmen, von denen aus eine konzentrierte Passage durch das Beckenretroperitoneum erfolgt.

So wurde die Applikation am Oberkörper (Schulterregion, Oberarme, etc.) für diese Patientinnen empfohlen. Da eine erfolgreiche Therapiemaßnahme für eine pelvine Lymphozele in der Fenestration zur Abdominalhöhle hin besteht, wurde auch die Empfehlung abgeleitet, auf eine peritoneale Abdeckung des Lymphonodektomiegebiets zu verzichten.

Für diese Empfehlung werden Erfahrungen aus der Abdominalchirurgie und Urologie angeführt. In diesen Fachgebieten wird häufig auf eine Reperitonealisierung in der Beckenregion verzichtet und möglicherweise im Zusammenhang damit seltener eine Lymphozele beobachtet.

Der potentielle Nachteil besteht in der vermehrten Ausbildung von Adhäsionen, die jedoch von den Vertretern dieses Vorgehens bei Reinterventionen nicht häufiger oder ausgedehnter beobachtet wurden.

Zur Verringerung der Flüssigkeitsansammlung werden darüber hinaus subtiles Unterbinden bzw. Koagulieren von Blut- und Lymphgefäßen sowie die Besprühung der retroperitonealen Wundoberfläche mit Fibrinkleber vorgeschlagen.

Die Behandlung der retroperitonealen Beckenlymphozele ist durch die Einsatzmöglichkeit des Ultraschalls wesentlich vereinfacht worden. Diese Technik hat allerdings auch dazu beigetragen, daß zuvor nicht direkt nachweisbare Ansammlungen erfaßt werden, die früher möglicherweise erst nach Erreichen eines gewissen Volumens durch sekundäre Phänomene wie etwa Ureterdilatation und Hydronephrose im intravenösen Pyelogramm erkennbar wurden. Kleine Lymphozelen können – sofern sie überhaupt behandlungsbedürftig sind – unter sonographischer Kontrolle punktiert werden. Häufig wird bei größeren Volumina eine wiederholte Punktion erforderlich sein, an deren Stelle jedoch eine perkutane Draineinlage (z. B. Cavafix, Cystofix o. ä.) unter sonographischer Kontrolle zur Vermeidung von Läsionen benachbarter Strukturen im Becken (Darm, iliacale Blutgefäße, Ureter, Harnblase) sinnvoller sein kann. Führen diese Maßnahmen nicht zum Erfolg, ist bei mit Beschwerden verbundenen oder zu sekundären Funktionsstörungen führenden Lymphozelen die operative Revision vorzunehmen.

In diesem Zusammenhang wird zumeist die Herstellung einer breiten Verbindung zur Abdominalhöhle angestrebt. Obwohl wahrscheinlich wieder sehr rasch eine Verklebung zur Bauchhöhle hin erfolgt, wird mit diesem Vorgehen häufig die Lymphozele zur Rückbildung gebracht. Insgesamt stellt diese Komplikationsmöglichkeit nach radikaler Hysterektomie und Lymphonodektomie ein aufgrund seiner Häufigkeit wichtiges Problem dar, das zunehmend Beachtung findet. Eine überzeugende effektive Prophylaxe- oder Behandlungsstrategie zeichnet sich derzeit nicht ab.

Auswirkungen der Vulvakarzinomtherapie auf den Beckenboden

Die Beckenbodeninsuffizienz stellt eine der typischen Spätkomplikationen nach einer Vulvektomie dar. Es kommt relativ häufig zur Ausbildung einer ausgedehnten Rektozele, die sich gelegentlich mit einem entsprechenden Korrelat an der vorderen Vaginalwand kombiniert und eine Streßharninkontinenz zur Folge haben kann. Im allgemeinen erfolgt im Rahmen der Vulvektomie die Resektion der Mm. ischiocavernosi und bulbospongiosi, wobei die allgemein der äußeren Schicht des Beckenbodens zugerechneten Mm. bulbocavernosi erhalten bleiben. Trotzdem wird eine vorhandene Deszensustendenz dadurch intensiviert. Aus diesem Grunde wird vorgeschlagen, beim Verschluß der vulvären Wunde und bei erkennbarer Tendenz zu einem Genitalprolaps zunächst die Levatoren freizulegen und median zu raffen (Käser et al. 1983). Zu berücksichtigen ist jedoch eine andere Spätkomplikation der Vulvektomie in Form der Introitusstenose, deren Ausbildung durch eine zu intensive Raffung intensiviert werden und zu erheblichen Dyspareuniebeschwerden führen kann. Eine Berücksichtigung beider Aspekte setzt daher eine erhebliche Erfahrung voraus, die insbesondere die individuell gegebenen Voraussetzungen wie Vulva-Vaginal-Topographie, Tumorausdehnung, sexuelle Aktivität und andere Faktoren in die Überlegungen und praktische Durchführung der Operation mit einbezieht.

In den letzten Jahren haben sich erhebliche Fortschritte dadurch ergeben, daß durch rekonstruktive Operationstechniken die Häufigkeit und Ausdehnung sekundärer Wundheilungen reduziert werden kann, die mit zur Instabilität des Beckenbodens oder zur Strikturausbildung im Introitus der Vagina beitragen können.

Der Beckenboden bei organübergreifenden gynäkologischen Tumoroperationen

Der Beckenboden ist eine wesentliche Referenzebene in der organübergreifenden operativen Behandlung von ausgedehnten malignen Tumoren des weiblichen Genitales. Bei diesen Eingriffen können Tumor- bzw. Organentfernungen oberhalb und unterhalb der wesentlichen Beckenbodenstruktur des M. levator ani und der anderen Bestandteile vorgenommen werden. Nach dem Vorschlag der Mayo-Gruppe werden die erweiterten Tumoreingriffe in supralevatorielle, infralevatorielle und solche mit Ausdehnung auf die Vulva unterteilt (s. auch S. 85; Symmonds u. Webb 1981). Die Ausdehnung der entstehenden Organdefekte sowie der Wundflächen und -höhlen wird sehr gut in Abbildungen dieser Arbeitsgruppe verdeutlicht (Abb. 1 a – c, 2 a – c, 3 a – c; aus Magrina 1990).

Neben dieser vertikalen Orientierung hat der Operateur auch die horizontale Tumorausdehnung bzw. die darauf abgestimmte Resektion während des Eingriffs zu überprüfen und anzupassen. Falls die Resektion des Malignoms nicht durch Fixierung am Os sacrum oder coccygis, dem Plexus sacralis, dem M. iliopsoas oder an den Beckenwänden als unmöglich angesehen werden muß, können limitierte Tumorausdehnungen auf die puborektalen oder pubococ-

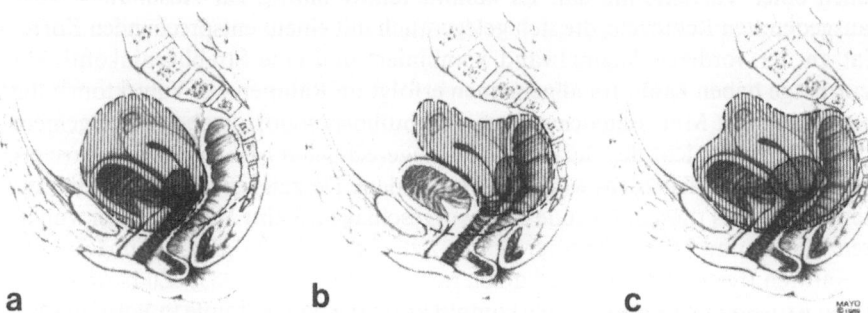

Abb. 1 a – c. Ausdehnung der Beckengewebe- und Organresektion bei supralevatoriellen Exenterationen (Typ I); **a** bei vorderer Exenteration, **b** bei hinterer Exenteration, **c** bei totaler Exenteration. (Aus Magrina 1990)

Der Beckenboden bei Eingriffen in der gynäkologischen Onkologie 87

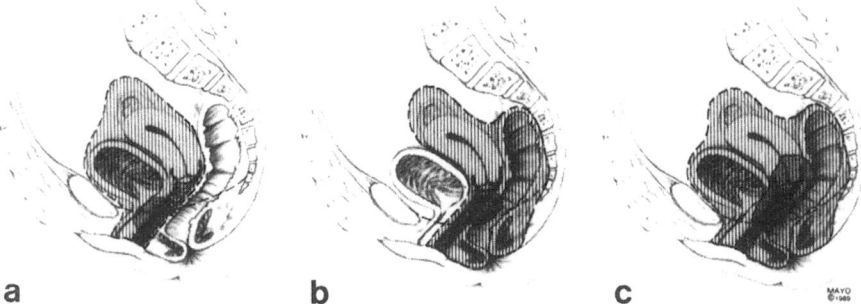

Abb. 2a–c. Ausdehnung der Beckengewebe- und Organresektion bei infralevatoriellen Exenterationen (Typ II); **a** bei vorderer Exenteration, **b** bei hinterer Exenteration, **c** bei totaler Exenteration. (Aus Magrina 1990)

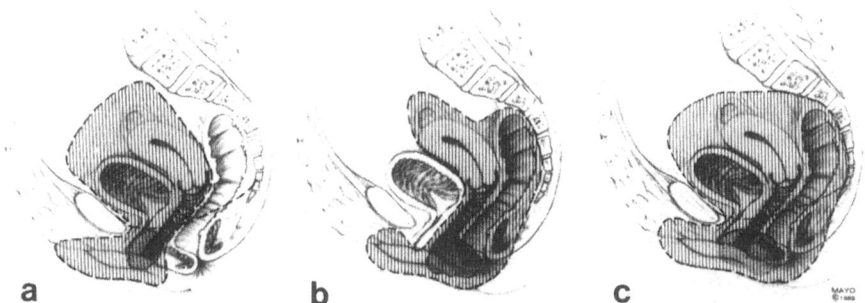

Abb. 3a–c. Ausdehnung der Beckengewebe- und Organ-Resektion bei Exenterationen mit Vulvektomie (Typ III); **a** bei vorderer Exenteration, **b** bei hinterer Exenteration, **c** bei totaler Exenteration. (Aus Magrina 1990)

cygealen Anteile des M. levator ani mitreseziert werden, falls dadurch die Entfernung im Gesunden gelingt.

Die supralevatorielle Resektion kommt bei der vorderen, hinteren oder totalen Exenteration in Betracht. Wenn die Tumorausdehnung nicht weiter als bis zur Scheidenmitte distal reicht, kann die Resektion von abdominal her vorgenommen werden. Nach Lösung des zentralen Beckenorganblocks von den Beckenwänden verbleiben noch die Verbindungen zur der Levatormuskulatur und der sacrococcygealen Region, die zur weiteren Mobilisierung des Präparats zu durchtrennen sind. Dabei können unter kranialwärtiger Traktion am Uterus oder der Vagina die vorderen und lateralen Gewebestränge zwischen dem M. levator ani und den Schambeinästen sowie zur internen Obturatorfaszie durchtrennt werden.

In diesem Zusammenhang werden auch schambeinnah der M. pubococcygeus, die Ligamente zwischen Harnröhre und den Schambeinästen (Ligg.

pubourethralia) und die Schicht des Diaphragma urogenitale inzidiert und durchtrennt.

Mit der ausgedehnten Resektion der Beckenviszera ergibt sich eine ausgedehnte Wundfläche (Abb. 4a–c) im distalen Abschluß der Peritonealhöhle, die Probleme in der postoperativen Phase durch Ausbildung von Adhäsionen und Stabilitätsprobleme durch die Entfernung von Organen aus dem Zentrum des interlevatoriellen Zwischenraums zur Folge haben kann. Dabei führt die Rektumresektion bei der hinteren oder totalen Exenteration zu einem funktionell bedeutsamen Defekt. Vor der Ära der seit wenigen Jahren zunehmenden Anwendung findenden funktionserhaltenden Therapie im Hinblick auf die Harnableitung und die Stuhlpassage waren die Folgen der Hohlraumbildung im kleinen Becken mit dem Risiko der nachfolgenden Infektion und den damit sich ergebenden akut und chronisch entzündlichen Behinderungen für die Darmpassage der lange Zeit limitierende Faktor für einen breiteren Einsatz dieser Operationsmethoden. In der Initialphase wurde versucht, den Dünndarm durch eine Tamponade aus dem kleinen Becken herauszuhalten. Erwartungsgemäß erwies sich dieses Vorgehen als mit mehreren Nachteilen belastet:

1) Der Kontakt zwischen der Tamponadenoberfläche und der Darmserosa provoziert Fibrinausschwitzungen und begünstigt die Adhäsionsausbildung.
2) Über die Tamponade erfolgt in kürzester Zeit eine fortgeleitete Keimbesiedlung, die auf das Dünndarmkonvolut übergeleitet wird und dort entsprechend nach mehrtägiger Verweildauer mehr oder weniger regelmäßig nachgewiesen werden kann.
3) In der postoperativen Phase verhindert die Tamponade das Wiedereinsetzen der Peristaltik und führt somit zu einer erhöhten Wahrscheinlichkeit eines postoperativen Ileus.

In den Folgejahren wurden verschiedene Netze und Gewebe aus synthetischen Materialien sowie tiefgefrorenes Amnion zur distalen Abgrenzung der Abdominalhöhle eingesetzt, ohne daß dies einen grundsätzlichen Fortschritt gebracht hätte. Eine Verbesserung der Situation ergab sich erst seit der Benutzung originärer Gewebebestandteile der Abdominalhöhle:

So wird für größere Defekte in letzter Zeit bevorzugt ein gestielter Lappen des Omentum majus benutzt, der in Höhe der Linea terminalis fixiert wird (Abb. 5).

Bei kleineren Defekten können freie Peritonealtransplantate – z. B. von der Bauchdecke oder von der Paravesikalregion – eingepaßt werden (Abb. 6).

Wir haben uns seit einiger Zeit bemüht, die Harnblasenserosa mit lateralen Stielen zu erhalten, falls dies nicht der radikalen Tumorentfernung entgegensteht (Abb. 7a, b).

Gelegentlich stehen diese körpereigenen Gewebe nicht zur Verfügung – möglicherweise ist das große Netz bei einer früheren Operation abgesetzt worden, oder es ist ebenso wie die ventralen und paravesikalen Peritonealabschnitte so in Verwachsungen einbezogen, daß die notwendige Fläche für den Defektersatz nicht zur Verfügung steht. Nach tierexperimentellen Untersuchun-

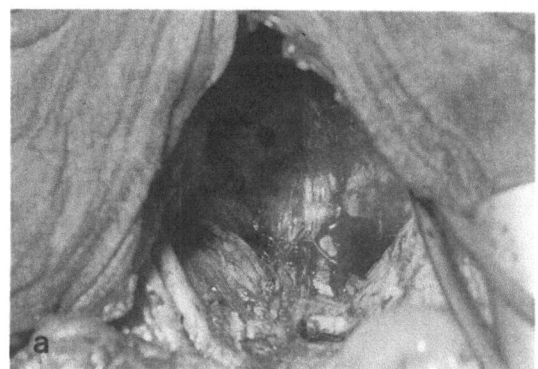

Abb. 4a–c. Beckensitus nach vorderer Exenteration bei zuvor primär kombiniert bestrahlter Patientin mit einem Zervixkarzinomrezidiv. **a** Operationssitus. **b** Situs nach Entfernen des vorderen Exenterationspräparates. Ventral ist der Beckenboden mit dem vorderen Anteil des Hiatus genitalis zu erkennen. Dorsal das Rektum, lateral die mit einer Situationsnaht armierten Ureteren, die Vasa iliaca interna sind beidseits unterbunden. *Pfeile* stellen den Nervus obturatorius an beiden Seiten dar, nach ventral angehoben die lateral gestielten Peritoneallappen. **c** Blick in das kleine Becken nach hinterer Exenteration ohne Erhaltung eines distalen Rektumstumpfes. Die Ureteren (*Pfeile*) münden in die ventral erhaltene Blase, die beiderseitigen Vasa iliaca interna sind durchtrennt. An der Beckenwand erkennt man die abgesetzten Parametrienstümpfe sowie beiderseits den Nervus obturatorius. In der Tiefe Anteile des Beckenbodens. Am linken Unterbauch wird der Stumpf des Colon sigmoideum ausgeleitet. Aus Darstellungsgründen ist der Stumpf bei der Verlagerung vor die Bauchdecke nicht mit einer weichen Darmklemme oder einer Klammernahtreihe verschlossen. (Aus Bender 1991)

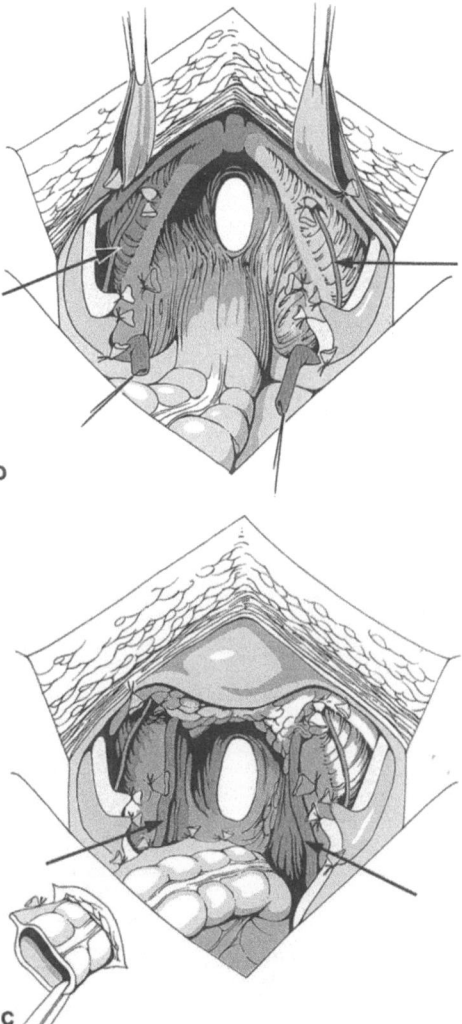

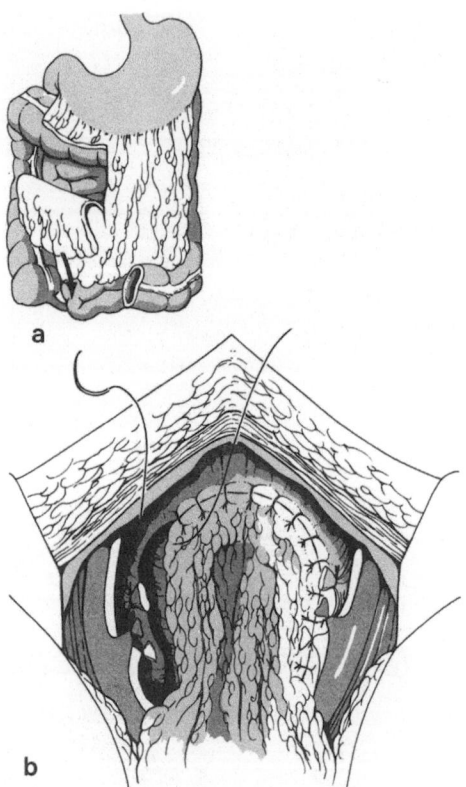

Abb. 5. a Mobilisieren der rechten Hälfte des Omentum majus nach Absetzen vom Colon transversum und medianer Spaltung im oberen Anteil. **b** Aufsicht in das kleine Becken nach Einbringen und Adaptation des heruntergeschlagenen Omentum-majus-Lappens mit Verschluß des Hiatus genitalis nach totaler Exenteration

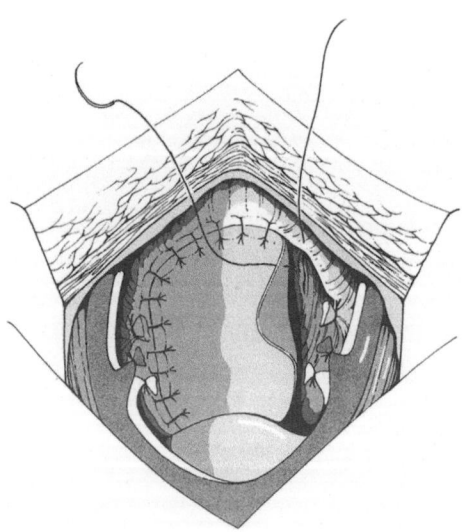

Abb. 6. Abdecken der Hiatus genitalis nach totaler Exenteration mittels frei transplantierten Peritoneallappens, z. B. vom ventralen parietalen Peritoneum. (Aus Bender 1991)

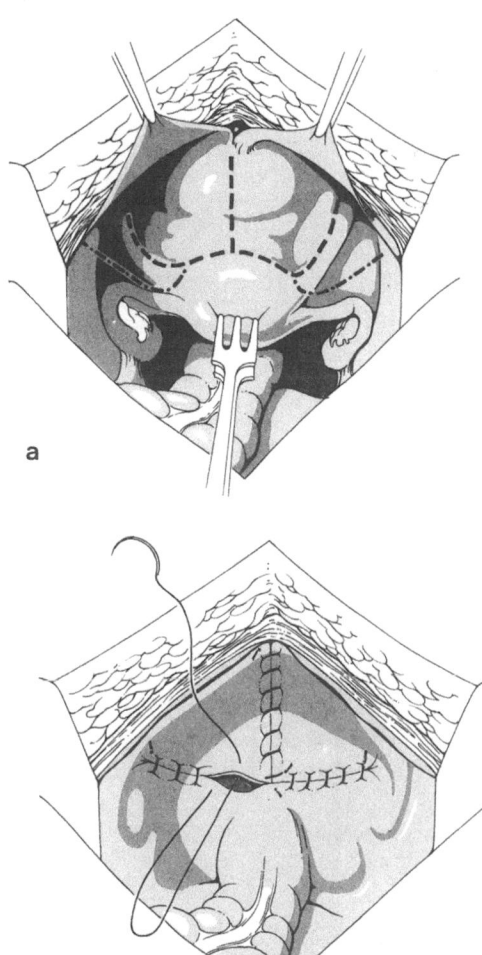

Abb. 7. a Ausgangssitus: Uterus im Fundus angehakt, geplante Inzisionslinien am viszeralen Peritoneum von Harnblase und Vorderwand des inneren Genitale zur Entwicklung von lateral gestielten Peritoneallappen, die für den späteren distalen Abschluß der Abdominalhöhle benutzt werden können. Die laterale Inzisionslinie kann medial oder lateral des Ligamentum rotundum verlaufen. **b** Peritonealer Abschluß der Bauchhöhle nach distal unter Adaptation der median untereinander vernähten gestielten Blasenserosalappen mit der Serosa des Sigma und dem beidseits lateral gelegenen Peritoneal-Wundrand. (Aus Bender 1991)

gen haben wir in dieser Situation xenogene Kollagenfaszie eingesetzt, die aus parallel gelagerten Kollagenfasern von Rindersehnen hergestellt wird. Makroskopisch besteht nach Anfeuchtung mit physiologischer Kochsalzlösung ein dem Peritoneum vergleichbares Material. Aufgrund seiner Struktur halten wir diesen Ersatz für sinnvoller als etwa den des porösen Polyglactinnetzes, da hier zunächst eine stärkere Durchlässigkeit und eine größere Oberflächenrauhigkeit bestehen (Bender 1985).

Rekonstruktive Operationen zur Harnableitung

In den letzten Jahren hat sich ein erheblicher Wandel hinsichtlich der Anwendung der verschiedenen Verfahren zur Harnableitung nach vorderer Exentera-

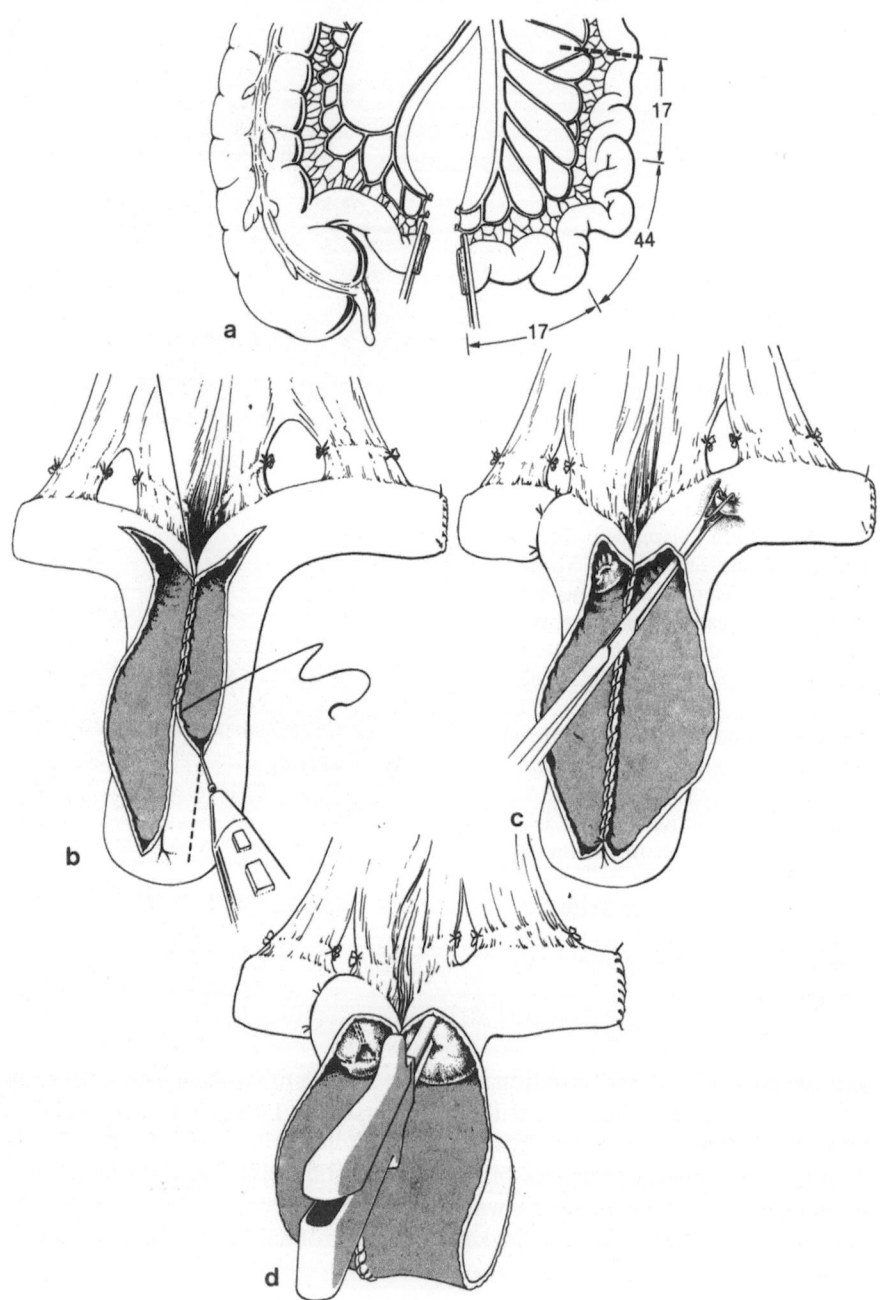

Abb. 8a–d. Legende s. S. 93

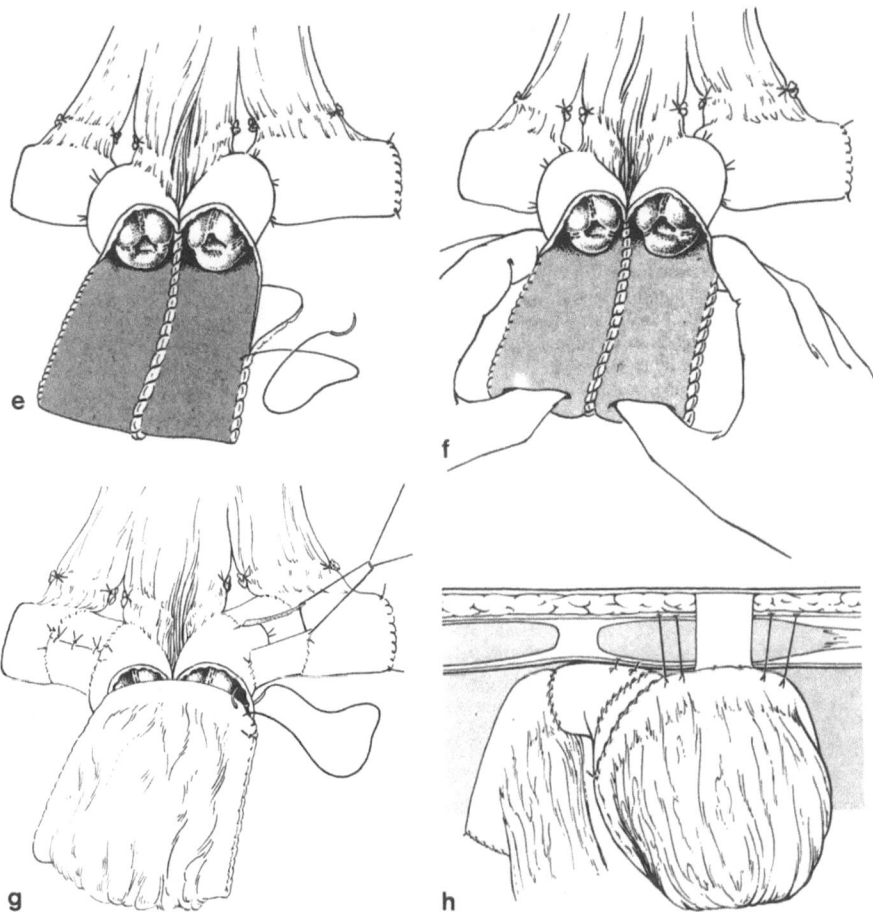

◀ **Abb. 8. a** Isolierung eines Ileum-Segmentes mit einer Länge von 78 cm. Hiervon werden jeweils 17 cm für den afferenten und efferenten Schenkel und 44 cm für das Reservoir benötigt. **b** U-förmige Anordnung des ausgeschalteten Ileumsegments. Eröffnen der aneinanderliegenden Schenkel zur Bildung einer Darmplatte. Ablösen des Mesenteriums am afferenten und efferenten Schenkel für die Intussuszeption. **c** Invagination des afferenten Schenkels mit einer Babcock-Klemme. **d** Fixation des Nippels mit Klammernähten. **e** Umschlagen der Darmplatte und Vereinigung der lateralen Ränder mit einer fortlaufenden allschichtigen Naht zur Bildung des Reservoirs. **f** Manuelles Umstülpen der gebildeten Tasche. **g** Stabilisierung des invaginierten afferenten und efferenten Schenkels mit einem 2 cm breiten Netz aus synthetischem resorbierbaren Material. Hierzu muß eine kleine Mesenteriallücke gebildet werden. Verschluß des Reservoirs mit fortlaufender Naht. **h** Fixation des Ileumreservoirs an der Innenseite der Bauchwand und Lokalisation der Stabilisierungsmanschette im Stomakanal zur problemlosen intermittierenden Katheterisierung. (Aus Ackermann 1991)

tion ergeben. Während auch im eigenen Vorgehen früher häufig, u. a. auch mit der Begründung der kürzeren Operationsdauer und der geringeren operativen Belastung der Patientin, eine Ureterokutaneostomie, durchgeführt wurde, wird diese Vorgehensweise heute auf seltene Ausnahmen beschränkt − wie etwa auf Situationen, in denen die zeitliche Verlängerung eines operativen Eingriffs zur konkreten Gefährdung der Patientin führen würde. Neben den Schwierigkeiten mit der i. allg. doppelseitigen Versorgung der Stomata liegt der Hauptnachteil dieser Technik in der Entwicklung von Strikturen im Bauchdeckenniveau.

Die Ureterosigmoidostomie ist ebenfalls im Vergleich mit konkurrierenden Verfahren mit einer größeren Komplikationsdichte in Form von Infektionen, sekundärer Beeinträchtigung der Nierenfunktion, Stenosen und metabolischen Problemen wie der hyperchlorämischen Azidose belastet. Allerdings hat sie den Vorteil der kontinenen Ableitung, wenn bei der Patientin eine ausreichende anale Kontinenz besteht.

Unter den heutigen Bedingungen wird entweder eine Conduitlösung oder eine Form der kontinenten suprapubischen Harnableitung angestrebt. Falls beide Alternativen technisch zur Verfügung stehen, wird durchweg unter der Voraussetzung einer günstigen individuellen Prognose und adäquter organischer Beschaffenheit der zur Rekonstruktion in Betracht kommenden Darmabschnitte eine der Kontinenz bietenden Methoden wegen der damit für die Patientin verbundenen Vorteile bevorzugt.

Dabei unterscheiden sich die einzelnen Lösungen wie der Mainz-Pouch, der Indiana-Pouch und das kontinente Ileumreservoir nach Kock nur in Detailaspekten.

Die operationstechnischen Einzelheiten für die Anlage des Ileumreservoirs nach Kock sind kürzlich sehr eindrucksvoll von Ackermann (1991) dargestellt worden (Abb. 8). Mit dieser Methode liegen international inzwischen sehr umfangreiche günstige Erfahrungen vor. Der Vorteil der rekonstruktiven operativen Maßnahmen zur Harnableitung liegt ganz vorrangig in einer Funktionserhaltung des gesamten Organsystems, wobei der Kontinenzaspekt für die Patientin im Vordergrund steht. Darüber hinaus erfüllen die mit diesem Ziel durchgeführten Eingriffe eine je nach angewandter Methode mehr oder weniger ausgeprägte Platzhalterfunktion und verhelfen zu einem peritonealen Abschluß der Abdominalhöhle in der von ihnen eingenommenen Region.

Kontinenzerhaltende Rektosigmoidresektionen

Die bis vor wenigen Jahren allgemein im Zusammenhang mit einer hinteren oder totalen Exenteration vorgenommene definitive Resektion des Rektosigmoids mit der konsekutiven Anlage eines endständigen Anus praeter führte neben der Belastung der Patientin mit dem inkontinenten Stoma zu einem großen Organ- und Peritonealdefekt im kleinen Becken. Mit der konsequenten Anwendung von Naht- und Klammertechniken selbst bei sehr tief im kleinen Becken gelegenen Anastomosen können auch bei sehr kurzem distalem Rektumstumpf (≤5 cm) Anastomosen nach rektosigmoidaler Resektion angelegt

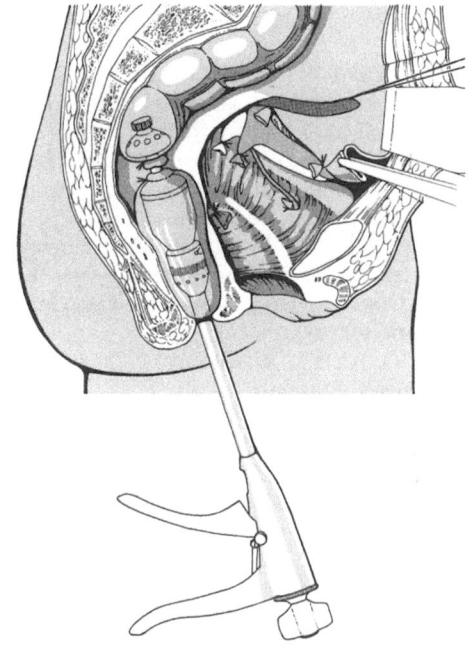

Abb. 9. Anastomose zwischen Sigma und distalem Rektumstumpf mittels Klammernahtgerät. Proximale und distale Absetzungslinie sind mittels Tabaksbeutelnaht auf das Gerät fixiert, bevor Approximierung und Applikation der Klammernaht erfolgen. Ventral mit Naht fixierter abgesetzter Ureter, Vasa iliaca interna unterbunden, N. obturatorius, darunter Anteile des Beckenbodens erkennbar. (Aus Bender 1991)

werden, die die normale Stuhlpassage und anale Kontinenz erhalten (Abb. 9). In unserem eigenen Krankengut konnten wir ca. 75% der Patientinnen mit ausgedehnten Genitaltumoren, die Resektionen am Sigma und/oder Rektum erforderlich machten, mit Wiederherstellung der Darmkontinuität und primärer oder sekundärer Sicherstellung der analen Kontinenz operieren.

Voraussetzungen für die primäre funktionelle Nutzung der Anastomose waren durchweg die Operation am nichtbestrahlten oder zumindest keine deutlich sichtbaren Strahlenschäden aufweisenden Darm mit einem weiten Lumen und das Fehlen von Hinweisen auf eine postanastomotische Passagebehinderung. Neben dem Hauptvorteil für die Patientin, Erhalt und Wiederherstellung der analen Kontinenz, ergeben sich gleichzeitig wesentliche Vorteile in der Stabilisierung der Beckenbodenstatik und der peritonealen Auskleidung des kleinen Beckens.

Die Entwicklung in der operativen Behandlung maligner gynäkologischer Tumoren verzeichnet in den letzten Jahren einen beeindruckenden Fortschritt und eine sich daraus ergebende vergrößerte Palette an Lösungsmöglichkeiten, die zum Vorteil der einzelnen Patientin mit ihren oft schwierigen Problemen genutzt werden können und sollten.

Literatur

Ackermann R (1991) Begleitende urologische Eingriffe bei gynäkologischen Operationen. In: Zander J, Graeff H (Hrsg) Gynäkologische Operationen. Springer, Berlin Heidelberg New York Tokyo

Bender HG (1985) Peritoneal-Ersatz bei Becken-Eviszeration. In: Hepp H, Scheidel P (Hrsg) Nahtmaterialien und Nahttechniken in der operativen Gynäkologie. Urban Schwarzenberg, München

Bender HG (1991) Erweiterte Radikaloperationen mit Harnblasen- und/oder Rektumresektion (Exenteration) bei malignen Tumoren des weiblichen Genitale. In: Zander J, Graeff H (Hrsg) Gynäkologische Operationen. Springer, Berlin Heidelberg New York Tokyo

Käser O, Ikle FA, Hirsch HA (1983) Atlas der gynäkologischen Operationen, 4. Aufl. Thieme, Stuttgart

Symmonds RE, Webb M (1981) Pelvic exenteration. In: Coppleson M (ed) Gynecologic oncology, vol 2. Churchill Livingstone, Edinburgh

Magrina J (1990) Types of pelvic exenterations: a reappraisal. Gynecol Oncol 37:363–366

Der Einfluß der Geburt auf die Funktion des Beckenbodens

B. Schüßler, Th. Dimpfl, H. Hepp

Funktionelle Anatomie des Beckenbodens

Der Beckenboden als muskuläre Struktur ist nicht zu vergleichen mit einem quergestreiften Muskel im herkömmlichen Sinne. Für quergestreifte Skelettmuskulatur sind phasische, schnell und effektiv kontrahierbare Fasern („fast twitch") charakteristisch. Das Diaphragma pelvis (M. levator ani) besteht aber zu mehr als 90% aus sogenannten Slow-twitch-Fasern, die eine dauerhafte Kontraktion bewirken und kaum ermüden (Gosling et al. 1983).

Ursprung dieser Muskelplatte sind der Arcus tendineus und die Faszie des M. obturatorius internus. Sie ist trichterförmig im kleinen Becken angeordnet und besteht aus drei Anteilen:

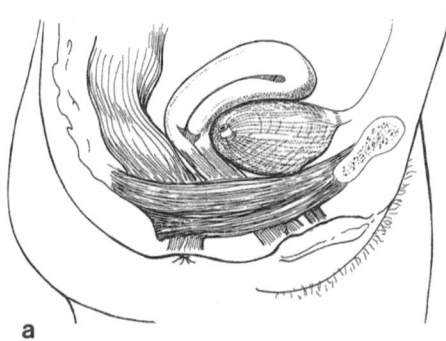

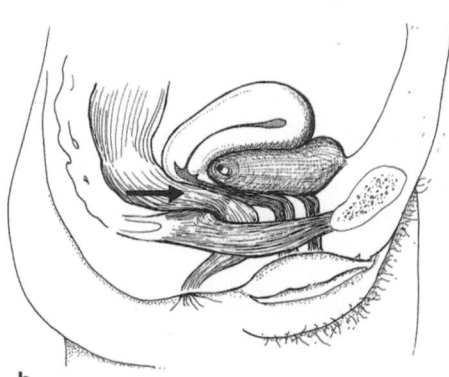

Abb. 1. a Beckenhohlorgane in Ruhe. **b** Ventrokranialverlagerung der Beckenhohlorgane bei Beckenbodenkontraktion

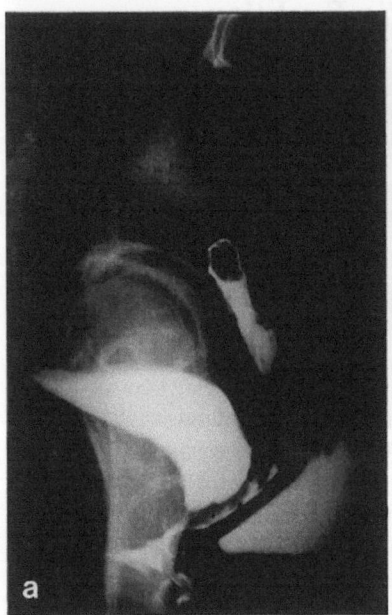
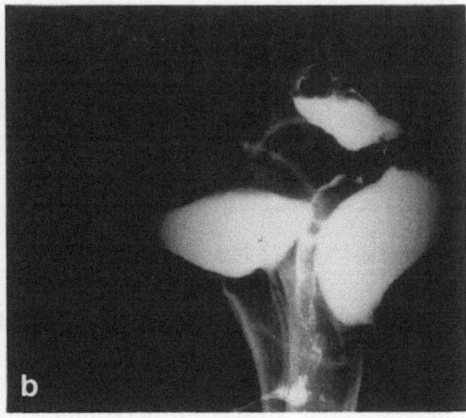

Abb. 2. a Viszerogramm mit Beckenhohlorganen in Ruhe. **b** Viszerogramm mit Ventrokranialverlagerung der Beckenhohlorgane bei Kontraktion des Beckenbodens

- M. puborectalis,
- M. pubococcygeus,
- M. iliococcygeus.

Nach ventral schließt das Diaphragma urogenitale, bestehend aus Lig. transversum perinei profundus und superficialis, den Hiatus urogenitale zur Symphyse hin ab. Diese Muskelplatte ist bei Multiparae fast nur noch als Narbe vorzufinden (Lahodny 1991).

Bei Entspannung des Beckenbodens hängen die Levatorschenkel locker durch. Bei Kontraktion des Beckenbodens kommt es zu einer Verengung und gleichzeitigen Anhebung des Hiatus urogenitalis nach ventral-kranial (Abb. 1).

Mittels des radiologischen Verfahrens der Viszerographie kann die ventrokraniale Verlegung der Beckenorgane Rektum, Analkanal, Vagina und urethrovesikaler Übergang visualisiert werden (Abb. 2).

Der muskuläre Beckenboden der Frau ist anatomisch und funktionell eng mit dem Bindegewebssystem in Form der *endopelvinen Faszie* verwoben und bildet den kaudalen Verschluß des Abdomens. Die endopelvine Faszie folgt den Konturen des M. obturatorius internus, des M. levator ani und des M. coccygeus. Für die durchtretenden Systeme Urethra, Vagina und Analkanal hat das Organ Beckenboden zugleich Verschlußfunktion zu gewährleisten. Um diese bewältigen zu können, bedarf es des Zusammenspiels mehrerer Faktoren, nämlich der Integrität der:

- muskulären (M. levator ani),
- bindgewebigen (Arcus tendineus, Fascia endopelvina parietalis, Lig. pubourethrale) und
- nervalen (N. pudendus) Strukturen.

Pathophysiologie der Beckenbodenfunktion

Wesentlicher Störfaktor für die Intaktheit der Funktionseinheit Beckenboden ist die vaginale Geburt. In dieser auf den Beckenboden bezogenen Ausnahmesitutation muß das primär auf Verschluß ausgerichtete System kurzfristig extreme *Durchlaßfunktionen* erfüllen. Der Beckenboden ist damit in aller Regel überfordert. Dies zeigt sich, und das entspricht klinischen Erfahrungen, in topographischen und/oder funktionellen Veränderungen:

- verminderte oder fehlende Beckenbodenkontraktion,
- Descensus genitalis
- Streßharninkontinenz,
- Wind- und Stuhlinkontinenz.

Dies läßt sich beispielsweise durch Palpation der funktionellen Levatorkontraktion im Vergleich von Nulliparae mit einem Kollektiv von streßharninkontinenten Frauen, die vaginal geboren haben, nachvollziehen (Abb. 3). Nullipa-

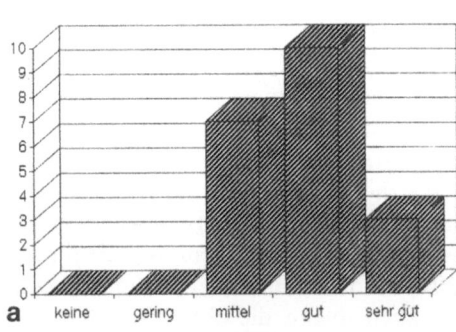

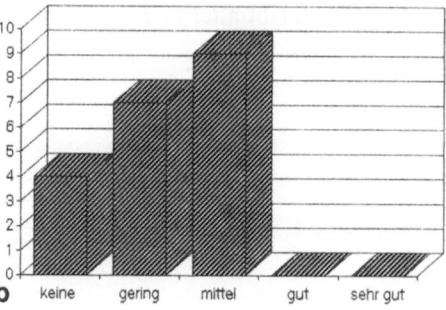

Abb. 3. a Aktive Beckenbodenkontraktion bei Nulliparae. **b** Aktive Beckenbodenkontraktion bei streßharninkontinenten Parae

rae verfügen in der Regel über eine kräftige Willkürkontraktion im Gegensatz zu postpartal inkontinenten Frauen, die nur eine schwache Willkürkontraktion und meist keine Reflexkontraktilität aufweisen (Frimberger 1991).

Als Ursache dieser pathophysiologischen Zustände kommen verschiedene Faktoren allein oder in Kombination in Betracht:

1. direktes Muskeltrauma (Zerreißung, Dammriß),
2. biochemische oder traumatische Veränderungen des Bindegewebes,
3. Störung der neuromuskulären Einheit (partielle Denervierung des N. pudendus z. B. durch Überdehung).

Sieht man einmal von ausgedehnten Muskelzerreißungen ab, welche palpatorisch direkt zugänglich sind, so ist die Erfassung solcher Störungen in aller Regel nur mit sehr empfindlichen und in der Interpretation schwierigen Untersuchungen möglich. Auch gibt es bisher keine Studie, die an einem ausgewählten Kollektiv all diese Parameter prä- und postpartal systematisch erfaßt hat. Vielmehr findet man in der Literatur immer wieder Untersuchungen, welche einen Funktionsverlust, wie z. B. die Stuhlinkontinenz (Snooks et al. 1984) nachweisen und diesen dann über die Erfassung der Pathophysiologie retrospektiv dem Geburtsvorgang zuordnen. Ebenso zeigt sich diese Problematik bei der stets konträren Bewertung des prophylaktischen Dammschnittes in der Literatur (Van Geelen et al. 1982; Pigné et al. 1984; Hirsch 1989).

Weiter führen prospektive Untersuchungen. Solche liegen aus der Arbeitsgruppe von Allen und Warell zum Thema der Schädigung des Beckenbodens durch die vaginale Geburt vor. Durch elektrophysiologische Messungen konnten Allen et al. (1990) bei vaginal entbundenen im Vergleich zu per Sectio caesarea entbundenen Frauen zeigen, daß bei den erstgenannten die Nervenleitungsgeschwindigkeit des N. pudendus verzögert ist. Zu einer ausgeprägten Verzögerung kam es in der Gruppe von vaginal entbundenen Frauen, die entweder Multiparae waren, eine verlängerte Austreibungsphase hatten oder einen Dammriß III. oder IV. Grades erlitten. Bei bis zu 80% der Frauen normalisierten sich diese Veränderungen zwei Monate postpartal. Die Interpretation eines nachweisbaren nervalen Schadens in Verbindung mit einem Funktionsverlust wie der Streßinkontinenz ist allerdings problematisch, da es sowohl Frauen gibt, die trotz eines Innervationsschadens keinen Funktionsverlust beklagen, als auch solche, die ohne ein nachweisbares nervales Traum persistierend inkontinent sind.

Tatsache bleibt allerdings, daß die Geburt auslösende Noxe der oben angegebenen Probleme ist.

Bewertung von Methoden zur Erfassung postpartaler Funktionsstörungen des Beckenbodens

Für klinische und wissenschaftliche Untersuchungen zur Erfassung der Beckenbodenfunktion der Frau stehen verschiedene Methoden zur Verfügung. Diese lassen sich einteilen in solche, die den M. levator ani direkt darstellen, und solche, bei denen die Beckenbodenfunktion nur indirekt transparent wird.

Direkte Methoden

Wenn auch routinemäßig vom Gynäkologen nicht durchgeführt, so stellt die *transvaginale Beckenbodenpalpation* mit Funktionsbeurteilung des M. levator ani eine wichtige und gleichzeitig die einfachste Methode dar. Dabei führt man den/die palpierenden Finger mit der Fingerinnenfläche nach lateral-unten in die Vagina ein und tastet zunächst die trichterförmige Form des den Beckenboden auskleidenden M. levator ani ab (Abb. 4). Dabei können folgende Punkte erfaßt werden:

1. Asymmetrie (im Links-rechts-Vergleich), Narben (z. B. nach Geburtstrauma),
2. Willkürkontraktion,
3. Willkürkontraktion auch unter körperlicher Belastung (Husten),
4. Reflexkontraktion (z. B. beim Husten).

Dient das Austasten dazu, die Intaktheit der Beckenboden-Urethra-Verschlußeinheit z. B. bei vorhandener Streßinkontinenz zu beurteilen, so wird der untersuchende Zeigefinger nach ventral unter die Urethra gelegt. Bei intakter bindegewebiger Verbindung zwischen M. levator ani und Urethra wandert die Ure-

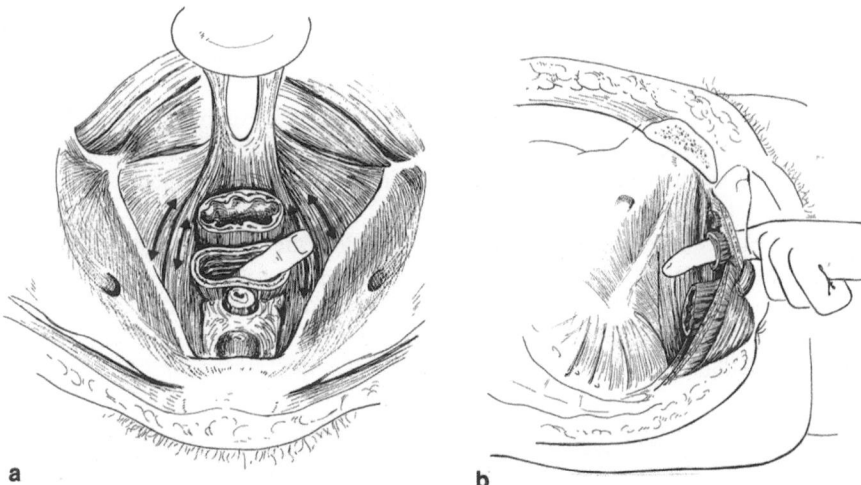

Abb. 4a, b. Transvaginale Beckenbodenpalpation

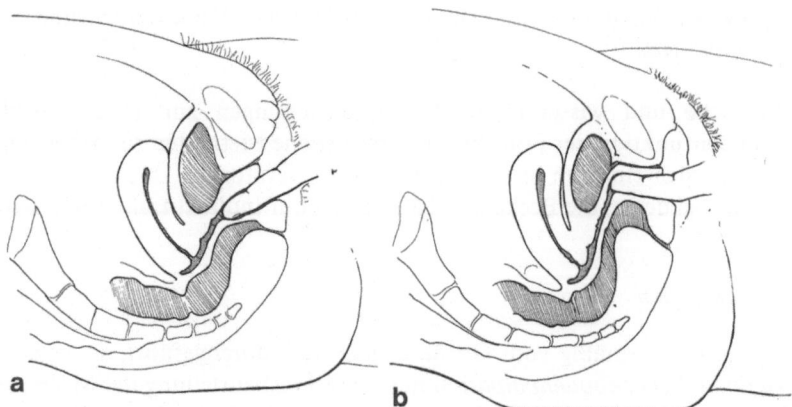

Abb. 5. a Palpation der Urethra bei Beckenbodenentspannung. **b** Zug der Urethra nach retrosymphysär bei suffizienter Beckenbodenkontraktion

thra deutlich tastbar bei jeder suffizienten Beckenbodenkontraktion nach ventrokranial, wird also nach retrosymphysär gezogen (Abb. 5).

Vor jedem postpartalen Beckenbodentraining bzw. „pelvic floor reeduction" ist die vaginale Palpation die entscheidende Diagnostik, um die Strategie der Behandlung festzulegen. Frauen ohne Willkürkontraktion benötigen beispielsweise vor einem Training mit Vaginalkoni eine transvaginale Elektrostimulation.

Die *Magnetresonanzuntersuchung* ist ein neues Untersuchungsverfahren, das uns die Möglichkeit gibt, die anatomischen Strukturen des Beckens und des Beckenbodensystems detailliert in Längs- und Querschnitten darzustellen. Damit ist es zum ersten Mal möglich, anatomisch exakte Angaben über den weiblichen Beckenboden mit seinen knöchernen, aber vor allem muskulären Strukturen zu machen (Debus-Thiede et al. 1990). Der Einsatz dieser Methode wird derzeit durch zwei Probleme begrenzt: Zum einen sind nur statische Aufnahmen möglich, da die Bildsequenzen für dynamische Aufnahmen zu lange dauern, und zum anderen sind die Magnetresonanzuntersuchungen mit erhöhten Kosten verbunden. Die hauptsächliche Indikationsstellung im urogynäkologischen Bereich liegt in der Visualisierung von Levatordefekten. Darüber hinaus eignet sich diese Methode durchaus für besondere Fragestellungen während der Schwangerschaft, da sie außer mit Wärmeentwicklung mit keiner Strahlenbelastung verbunden ist.

Elektrophysiologische Verfahren finden wegen der Komplexität der Durchführung und Auswertung fast ausschließlich bei wissenschaftlichen Fragestellungen Anwendung. Zur Verfügung stehen:

- Oberflächen-EMG,
- konzentrisches Nadel-EMG,
- Nervenleitungsgeschwindigkeitsmessungen,
- kinesiologische Verfahren.

Ist die nervale Versorgung eines Muskels gestört oder gänzlich zerstört, so ist es nicht möglich, die maximale Anzahl der motorischen Einheiten während einer Willkürkontraktion zu rekrutieren. Dies beeinflußt das Interferenzmuster, die Dauer und die Amplitude des Potentials der motorischen Einheiten im EMG. Partialdenervation bzw. Reinnervation zeigen typische EMG-Veränderungen. Die Dauer des Potentials ist wahrscheinlich der wertvollste Parameter, um eine geburtsbedingte Schädigung der Innervation des Beckenbodens festzustellen.

Die *Nervenleitungsmessungen* werden mit Hilfe zweier Elektroden durchgeführt. Eine Elektrode wird zum Empfang der Reflexantwort des M. pubococcygeus in die Urethra appliziert, während die Stimulationselektrode von vaginal bzw. rektal an den N. pudendus herangeführt wird. Bei Störungen der neuromuskulären Einheit ist die Nervenleitungsgeschwindigkeit vermindert.

Kinesiologische Verfahren erlauben eine kontinuierliche EMG-Aufzeichnung des M. levator ani während verschiedener Aktivitätszustände, sowohl was Willkür- als auch Reflexkontraktion anbelangt. Sie ermöglichen damit die Ableitung von typischen oder abnormalen Verhaltenszuständen auch im Seitenvergleich (Deindl et al. 1991).

Indirekte Methoden

Bei der *transvaginalen Sonographie* wird mittels eines Schallkopfes vom Perineum aus die Lage der Blase in Ruhe, unter Belastung (Pressen) und bei Kontraktion beurteilt. Dabei läßt sich die Lageveränderung des Blasenhalses zur Symphyse und des urethrovesikalen Übergangs nach ventral und kranial darstellen. Auf dieser Basis erfolgt die Einteilung in einen rotatorischen und einen vertikalen Deszensus. Hervorzuheben ist, daß es sich bei dieser Untersuchung um eine dynamische, nichtinvasive Methode handelt, die auch in der Schwangerschaft durchgeführt werden kann.

Die *Viszerographie* ist ein radiologisches Verfahren und gibt vor allem Aufschluß über die Lagebeziehungen der Hohlorgane des kleinen Beckens zueinander. Bei der sogenannten Docht-Urethrozystokolporektographie (Richter et al. 1974) markiert ein Docht aus bariumbeschwerten Fasern, der durch Eintauchen in eine viskose Jodsuspension zu einem gewissermaßen körperlosen, in der Harnröhre nicht mehr wahrnehmbaren Gebilde wird, die Urethra. Damit erhält man Einblick in die Dynamik urorektogenitaler Lageanomalien. Bei diesem Verfahren kommt der Beckenboden nur indirekt über die ihm aufliegenden Hohlorgane zur Abbildung.

Mit dem *Perineometer* wird die Kontraktionsfähigkeit des Beckenbodens beurteilt. Nachteil dieser Methode ist, daß dabei nicht mit Sicherheit eine intraabdominelle Druckerhöhung abgegrenzt werden kann. Diese Untersuchung gibt uns einen semiquantitativen Wert für die Kontraktilität und damit den Funktionszustand des Beckenbodens.

Vaginale Koni steigender Gewichte (Femkon) dienen normalerweise dazu, den Beckenboden transvaginal gezielt zu trainieren. Sie können aber auch seinen Funktionszustand transparent machen. Ist beispielsweise eine Frau nicht in der Lage, den Konus mit dem Minimalgewicht in der Scheide zu halten, muß man davon ausgehen, daß die Willkürkontraktion des Beckenbodens nicht ausgeübt werden kann. Kann der Konus in Ruhe gehalten werden, nicht aber bei abdomineller Druckerhöhung (z. B. Husten), so ist dies als Hinweis zu werten, daß die reflektorische Beckenbodenkontraktion nicht einsetzt (Plevnik 1985).

Im Rahmen der *urogynäkologischen Meßverfahren* sind vor allem die simultane Urethrozystometrie und das Urethradruckprofil in Ruhe und unter Belastung zur Erfassung von Funktionsstörungen des weiblichen Beckenbodens von Bedeutung. Dabei werden die Kontinenzparameter

- funktionelle Harnröhrenlänge
- urethraler Verschlußdruck und die
- Transmission ermittelt.

Negative Differenzdrücke im Urethrastreßprofil und ein verminderter Transmissionskoeffizient sind Hinweise auf eine Belastungsinkontinenz. Das Resultat eines erfolgreich absolvierten Beckenbodentrainings zeigt sich primär in der Verbesserung des Transmissionsquotienten.

Bei der Profilometrie findet der „Squeeze-Test" Anwendung, wobei durch in der Urethra liegenden Druckabnehmer bei Kontraktion des intakten Beckenbodens ein Druckanstieg in der Urethra zu verzeichnen sein muß.

Schwangerschaft und Harninkontinenz

Untersuchungen an großen Patientenkollektiven haben gezeigt, daß im übrigen völlig gesunde Frauen in der Schwangerschaft in bis zu 82% der Fälle an Urininkontinenz leiden. Postpartal persistiert diese in bis zu 33% (Francis 1960; Beck u. Hsu 1965; Clow 1975; Stanton et al. 1980; Iosif 1981; Van Geelen et al. 1982; Le Coutour et al. 1984; Pigné et al. 1984; Snooks et al. 1984).

Wie bereits oben beschrieben, besteht die Aufgabe des Beckenbodens darin, den urethrovesikalen Übergang während körperlicher Belastung wie z. B. Husten oder Heben nach ventrokranial zu verlagern. Zumindest sollte die Beckenbodenkontraktion ein Ausweichen des urethrovesikalen Überganges nach kaudal und damit aus der abdominourethralen Drucktransmissionszone heraus verhindern. Streßinkontinenz ist immer auch ein Hinweis für einen Funktionsverlust des Beckenbodensystems.

Durch Schwangerschaft und besonders durch eine vaginale Entbindung kommt es zu einer *Traumatisierung*. Diese kann durch direkte Schädigung des Bindegewebes und der Muskulatur mit konsekutiver Vernarbung oder Atrophie des M. levator ani oder durch direkte Schädigung des distalen Sphinktermechanismus erfolgen. Eine weitere Möglichkeit ist die indirekte Traumatisierung der Innervation der Beckenbodenmuskulatur durch die vaginale Geburt. Besonders gefährdet ist dabei der perineale Ast des N. pudendus, der den periurethralen quergestreiften Sphinkter versorgt. Es resultiert ein Funktionsdefizit der Einheit Beckenboden eventuell mit dem Symptom Urininkontinenz.

Mit Hilfe objektivierbarer urogynäkologischer Untersuchungen sind die physiologischen Veränderungen durch die zunehmende *Östrogenstimulation* während der Schwangerschaft meßbar. So kommt es in deren Verlauf zu einer Zunahme des Urethraldruckes, der Transmission und der Harnröhrenlänge. Bei den vaginal entbundenen Patientinnen fanden Van Geelen et al. (1982), daß 8 Wochen postpartal sowohl der urethrale Verschlußdruck als auch die Harnröhrenlänge verglichen mit Werten aus der Frühschwangerschaft oder von gesunden Nulliparae deutlich abnahmen. Diese Abnahme konnte er bei den per Sektio entbundenen Frauen nicht finden.

Das Problem in Diagnostik und Therapie dieser Störungen besteht darin, daß die Verletzungen im Detail nicht bzw. nur schwer nachweisbar sind und damit die Interpretation zugrundeliegender Ursachen (großer Kopf, hohes Geburtsgewicht, Analgesie, schnelle Austreibungsphase) nur eingeschränkt möglich ist. Die Gesamtbeurteilung des Traumas muß fast ausschließlich über den Funktionsverlust (Inkontinenz) erfolgen. Die Frühdiagnostik eines postpartalen Minimalschadens ist ohne Funktionsverlust somit nicht möglich. Das heißt: eine gezielte und wirksame Prophylaxe bei frühen Schädigungen ist nur mit großen Einschränkungen erfolgversprechend.

Inzidenz und Risiko

Spricht man über die Inzidenz der Streßharninkontinenz in der Schwangerschaft, muß zunächst geklärt werden, ob von Schwangerschaftsinkontinenz, postpartaler Streßinkontinenz oder postpartal persistierender Streßinkontinenz die Rede ist. Eigene Studien (Dimpfl et al. 1991) haben gezeigt, daß Frauen, die während der Schwangerschaft an einer Inkontinenz leiden, im Vergleich zu Frauen, die in der Schwangerschaft kontinent sind, ein mehr als 2,5mal so hohes Risiko haben, auch postpartal inkontinent zu sein (4,5% zu 1,7%). Allerdings ist für die Persistenz der Streßinkontinenz der vaginale Geburtsablauf zwingend notwendig. So waren alle Frauen in unserer Studie, die per Sektio entbunden wurden, postpartal kontinent, obwohl auch bei diesen Frauen die Streßinkontinenzrate in der Schwangerschaft mit 49% annähernd ebenso hoch lag wie im Vergleichskollektiv der vaginal entbundenen Frauen (53,5%).

Diese Ergebnisse lassen den Schluß zu, daß die vaginale Geburt das Trauma darstellt, das die persistierende Belastungsinkontinenz auslöst. Eine kritische Sichtung der im Schrifttum angegebenen Inzidenzen für die postpartal persistierende Inkontinenz zeigt Werte von 5,8% (Stanton et al. 1980) bis zu 33% (Beck u. Hsu 1965) (Tabelle 1).

Durchgehend hohe Inzidenzen früherer Publikationen aus unterschiedlichen geburtshilflichen Zentren (Francis 1960; Beck u. Hsu 1965) lassen den Schluß zu, daß die früher geübte Geburtshilfe generell deutlich zu Lasten der Beckenboden-Urethra-Verschlußeinheit ging. Dies zeigt, daß auch das geburtshilfliche Vorgehen einen wichtigen Einfluß auf die Entstehung dieser Inzidenzen hat. Läßt man prädisponierende Faktoren von Gruppen unterschiedlicher ethnischer Zugehörigkeit außer acht, so scheint bei der extremen Spannbreite

Tabelle 1. Inzidenz der Streßharninkontinenz in der Literatur

	[%]
Francis (1960)	29
Beck u. Hsu (1965)	33
Stanton et al. (1980)	5,8
Iosif (1980)	7,3
Van Geelen et al. (1982)	14
Pigne et al. (1984)	17

neuerer Daten (5,8–33%) dem unterschiedlichen geburtshilflichen Management heute weiterhin eine wichtige Rolle zuzukommen.

Risikofaktoren

Risikofaktoren werden in der Literatur durchwegs kontrovers beurteilt. Neben Alter und Parität der Mutter sind *kindliche Faktoren*, wie Kinder mit einem Geburtsgewicht von über 3500 g oder einem Kopfumgang von über 35 cm eine potentiell größere Gefahr für den Beckenboden der Mutter als kleinere Neugeborene (Ullery 1953; Youssef 1960; Pigné et al. 1984). In unserer eigenen Studie konnten wir diese Ergebnisse ebenso wie Jeffcoate (1960) und Van Geelen et al. (1982) nicht bestätigen. Wir fanden keinen Zusammenhang zwischen Kindsgewicht bzw. Kopfumfangsgröße des Neugeborenen und der Entwicklung einer postpartal peristierenden Streßinkontinenz.

Im Rahmen der *geburtshilflichen Faktoren* für die postpartale Harninkontinenz stellt sich die Aufschlüsselung besonders problematisch dar, da das Resultat, die Geburt des Kindes, immer ein Zusammenspiel aus einer Vielzahl von Abläufen und auch Störfaktoren ist, welche im nachhinein nicht sicher voneinander zu trennen sind.

Übereinstimmung besteht allein im Vergleich von vaginaler Geburt und Kaiserschnitt. Primär durchgeführte Sectiones haben keinen negativen Einfluß auf das Beckenbodensystem und damit auf die Entwicklung einer postpartal peristierenden Streßinkontinenz (Pigné et al. 1984; Snooks et al. 1984; Dimpfl et al. 1991). Dies gilt auch dann, wenn sich während oder am Ende der Gravidität bei diesen Frauen eine Harninkontinenz eingestellt hatte.

Alle übrigen geburtshilflichen Einflüsse lassen sich durch die in der Literatur vorliegenden Daten nicht eindeutig klären. So sind beispielsweise bei Pigné et al. (1984), Snooks et al. (1984) und Le Coutour et al. (1984) vaginal-operative Eingriffe mit einer höheren Inzidenz einer persistierenden postpartalen Streßinkontinenz verbunden. Das gleiche gilt bei Pigné et al. (1984) auch für einen rechtzeitig erfolgten Dammschnitt.

Van Geelen et al. (1984) wiesen in ihrem Kollektiv keinerlei Zusammenhang zwischen Vorhandensein bzw. Fehlen der Episiotomie und der Entstehung einer Streßinkontinenz nach. Das gleiche gilt auch für unsere Untersuchungen, die für vaginal-operative Entbindungen keinen Zusammenhang mit der anschließenden Inkontinenz erkennen lassen. Für den Dammriß III. und IV. Grades konnten wir allerdings tendentiell zeigen, daß dieser mit einer höheren Wahrscheinlichkeit einer Streßinkontinenz verknüpft ist.

Eine Bedeutung zur Prophylaxe einer Streßinkontinenz könnte der Wahl der *peripartalen Analgesie* zukommen. Bei Frauen, die mit einer Katheterperiduralanästhesie versorgt wurden, ist in einem statistisch signifikant niedrigeren Anteil mit der Entwicklung einer postpartal persistierenden Streßinkontinenz zu rechnen als bei Frauen, die eine Pudendusblockade erhielten. Dies kann sich in der besseren Relaxierung vor allem der muskulären Strukturen des Beckenbodens und der Vermeidung eines direkten Traumas für den N. pudendus durch die Injektion des Anästhetikums begründen (Schüßler et al. 1988).

Bezüglich der Austreibungsphase stehen unsere Zahlen im Gegensatz zu den in der Literatur gefundenen. Snooks et al. (1984) beschuldigten eine prolongierte Austreibungsphase und die damit okkulten Verletzungen des Dammes während der Geburt als Mitgrund der Innervationsstörung des Beckenbodens und damit der Streßinkontinenz. In unserem Patientengut war das Risiko für die Entwicklung einer postpartalen Streßinkontinenz bei Frauen mit einer Austreibungsphase über 30 min deutlich geringer (3,8%), als bei denen mit kürzerer Austreibungsphase (7,5%). Möglicherweise liegt hier eine Verknüpfung der peripartalen Analgesieform mit der Dauer der Austreibungsphase vor, da die Katheterperiduralanästhesie, die ja eine geringere postpartale Streßinkontinenzinzidenz aufweist, meist mit einer verlängerten zweiten Phase der Geburt verbunden ist.

Resümee

Wenn auch mit Hilfe der in der Literatur vorhandenen Ergebnisse sich erste Vorstellungen über den pathophysiologischen Entstehungsmechanismus von Beckenbodentrauma und Funktionsverlust (Streßharninkontinenz) als Folge der vaginalen Geburt abzeichnen, fehlt uns bis heute ein umfassendes Bild über die Gesamtzusammenhänge.

Die weit auseinanderklaffenden Inzidenzraten der postpartal persistierenden Streßharninkontinenz müssen in unserem heutigen Verständnis der Geburtsmedizin mit der Maxime maximaler Unversehrtheit von Kind und Mutter als relevantes Qualitätsmerkmal angesehen werden.

Weiterführende Erkenntnisse sind nur durch den sinnvollen und prospektiven Einsatz der funktionscharakterisierenden Untersuchungsmethoden des Beckenbodens im Vergleich verschiedener geburtshilflicher Zentren zu erwarten.

Literatur

Allen R, Hosker GL, Smith ARB, Warell DW (1990) Pelvic floor damage and childbirth: a neurophysiological study. Br J Obstet Gynaecol 97:770–779

Beck RP, Hsu N (1965) Pregnancy, childbirth, and the menopause related to the development of stress incontinence. Am J Obstet Gynecol 91:820–823

Clow WM (1975) Effect of posture on bladder and urethral function in normal pregnancy. Urol Int 30:9–15

Debus-Thiede G, Hesse U, Mayr B, Schüßler B (1990) NMRI of the pelvic floor – a preliminary report. Neurourol Urodyn 9:392

Deindl FM, Vodusek DB, Hesse U, Lukanovic A, Schüßler B (1991) Pelvic floor activity patterns in parous women. Neurourol Urodyn 10:384–385

Dimpfl Th, Hesse U, Schüßler B (1991) Geburtshilfliches Management und postpartale Streßinkontinenz. Gyncomp 1:20

Francis WJA (1960) Disturbances of blader function in relation to pregnancy. J Obstet Gynaecol Brit Empire 67:353–366

Frimberger J (1991) Behandlung der weiblichen Streßharninkontinenz mit einem individuellen pelvic floor reeducation Programm: Klinische, urodynamische und radiologische Ergebnisse. Dissertation, Ludwig-Maximilians-Universität, München

Gosling JA, Dixon JS, Humpherson JR (1983) Functional anatomy of the urinary tract. Churchill Livingstone, pp 4–12

Hirsch HA (1989) Episiotomie und Dammriß. Thieme, Stuttgart

Iosif S (1981) Stress incontinence during pregnancy and in puerperium. Int J Gynecol Obstet 19:13–20

Jeffcoate TNA (1960) Functional disturbances of the female bladder and the urethra. Lecture delivered on the 17th November 1960 in the University of Edinburgh, pp 28–47

Lahodny J (1991) Gynäkologische Anatomie und Pathophysiologie. In: Vaginale Inkontinenz- und Deszensuschirurgie. Enke, S 6–7

Le Coutour X, Jouffroy C, Beuscart R, Renaud R (1984) Influence de la grossesse et de l'accouchement sur la fonction de cloture cervico-uretrale. II. Etude retrospective des consequences tardives du traumatisme obstetrical (Effect of pregnancy and delivery on the function of the cervico-urethral closure. II. Retrospective study on late consequences of obstetrical trauma). J Gynecol Obstet Biol Reprod (Paris) 13:775–9

Pigné A, Cotelle O, Kuntz D, Turlan J, Barrat J (1984) Interet de la reeducation perineale dans le postpartum. (The importance of perineal rehabilitation following delivery). Acta Urol Belg 52:255–260

Plevnik S (1985) New method for testing and strengthening of pelvic floor muscles. Proceedings 15th Annual Meeting, International Continence Society, London, pp 267–268

Richter K, Hausegger K, Lissner J, Kümper HJ, Koch J, Macketanz B (1974) Die Dochtmethode. Eine vervollkommnete Art der Kolpozystorektographie. Geburtsh Frauenheilkd 34:711

Schüßler B, Hesse U, Dimpfl Th, Anthuber C (1988) Epidural anaesthesia and avoidance of postpartum stress urinary incontinence. Lancet 1:762

Snooks SJ, Swash M, Setchell M, Henry MM (1984) Injury to innervation of pelvic floor sphincter musculature in childbirth. Lancet 2:546–550

Stanton SL, Kerr-Wilson R, Harris VG (1980) The incidence of urological symptoms in normal pregnancy. Br J Obstet Gynaecol 87:897–900

Ullery JC (1953) Stress incontinence in the female. Grune & Stratton, New York

Van Geelen JM, Lemmens WA, Eskes TK, Martin CB Jr (1982) The urethral pressure profile in pregnancy and after delivery in healthy nulliparous women. Am J Obstet Gynecol 144:636–649

Youssef AF (1960) Gynaecological urology. Charles Thomas, Springfield

Die Kopfbelastung des Feten während der Beckenpassage bei normaler Geburt

A. Rempen und K.-H. Wulf

Einleitung

Die Geburt des Menschen, die in 96% der Fälle aus der Schädellage erfolgt (Martius 1977), ist ein komplizierter Vorgang, der sich aus der besonderen Form des menschlichen Geburtskanals und den relativ großen Kopfmaßen des Kindes erklärt. Der aufrechte Gang des Menschen beeinflußte im Laufe der Evolution die Ausformung des Beckenskeletts und führte zur Verstärkung des Muskel- und Bindegewebes des Beckenbodens (Stewart 1984a). Es resultierte ein nach vorne gebogener Geburtskanal, dessen Ausgang von festem Weichteilgewebe umgeben wird. Parallel hierzu vergrößerte sich das Gehirnvolumen des Feten. Die Folge ist ein komplexer Geburtsmechanismus, der eine Beugung und Rotation des kindlichen Kopfes bei der Passage durch den Beckenkanal erforderlich macht. Leicht kann es hierbei zu Regelwidrigkeiten kommen, die entweder aus einem Mißverhältnis zwischen dem Raumangebot des mütterlichen Beckens und der kindlichen Größe oder aus einer unzureichenden Anpassung des kindlichen Kopfes an die räumlichen Bedingungen des Geburtskanals entstehen. So war es seit jeher eine wichtige Aufgabe der Geburtshilfe, die sich hieraus ergebenden Gefahren für Mutter und Kind abzuwenden.

Geburtsmechanik

Während der Austreibungsperiode wird das Kind durch den Geburtskanal getrieben. Die hierzu notwendigen Kräfte entstehen durch die Wehen als periodische Kontraktionen des Uterus, die während der Preßphase der Geburt durch das Anspannen der Bauchmuskulatur und des Zwerchfells unterstützt werden. Der Geburtskanal besteht aus dem knöchernen Rahmen des kleinen Beckens, der ventral deutlich kürzer als dorsal ausgebildet ist, und aus dem Weichteilrohr, das im unteren Abschnitt die Vagina und die Vulva sowie das Gewebe des Beckenbodens umfaßt. Der Beckenboden bildet den kaudalen Verschluß des kleinen Beckens und besteht aus einem System mehrerer übereinandergeschichteter Muskeln und Faszien.

Die Weichteile des Geburtskanals werden durch den vorangehenden Kopf im Verlauf der Geburt zunehmend aufgedehnt, wobei die Dehnung erst beim Durchtritt des Kopfes durch den Scheidenausgang abgeschlossen ist (Sellheim 1913; Borell u. Fernström 1957). Bei normaler Geburt aus vorderer Hinterhauptslage paßt sich das Kind während der Passage durch den Geburtskanal durch die bekannten Drehungen des kindlichen Kopfes nach dem Prinzip des geringsten Widerstands den begrenzten Raumverhältnissen an, wodurch die Wandspannungen minimiert werden (Sellheim 1913; Martius et al. 1964).

Der vorangehende Kopf ist damit den Kompressionskräften des umgebenden Gewebes ausgesetzt (Lindgren 1960). Äußerliches und indirektes Hinweiszeichen für die bestehende Belastung ist die Verformung des Kindsschädels sub partu (Borell u. Fernström 1958; Kriewall et al. 1977), die zwar eine bessere Anpassung des Kopfes an den Geburtskanal bewirkt, jedoch auch das Gehirn einem Teil der Geburtskräfte aussetzt. Eine übermäßige Kopfkompression kann damit zu einer Hirnschädigung führen (Kelly 1963; Pape u. Wigglesworth 1979). Pathogenetisch sind dabei einerseits das direkte mechanische Trauma des Gehirns durch Verformungen des Schädels mit Verschiebungen zerebraler Strukturen, Ruptur der Falx cerebri und Verletzungen von Blutgefäßen (Schwartz 1964; Müller 1973; Friede 1975), andererseits die zerebrale Ischämie durch die Erhöhung des intrakraniellen Drucks mit hypoxiebedingtem Ödem, Zellnekrosen und Blutungen (Mann et al. 1972; Schulz et al. 1977; Pape u. Wigglesworth 1979) denkbar.

Die verbesserte Ernährungslage in unserer heutigen Industriegesellschaft führte zwar zu einem Rückgang des Geburtshindernisses aufgrund pathologischer Beckenformen, wobei insbesondere das durch Rachitis oder Osteomalazie verengte Becken heute eine Rarität darstellt (Frischkorn 1960; Georgiades u. Reinhold 1970). Die geringere Anzahl an Beckenpathologien ist dabei auf einen Rückgang an Verengungen des Beckeneingangs zurückzuführen, dessen Form mehr von Milieubedingungen als von genetischen oder hormonalen Faktoren abhängt (Stewart 1984b). Dagegen besteht die Häufigkeit eines verengten Beckenausgangs auch heute nahezu unverändert (Langnickel 1987). Ein Beckenausgangshindernis ist besonders gefährlich für den Feten, wenn dieses zu schwierigen vaginalen Entbindungsoperationen führt. Hinzu kommt, daß die Probleme des Beckenausgangshindernisses in der Austreibungsperiode auftreten, in der ein Rückgang der Sauerstoffversorgung des Kindes durch Unterbrechung der Uterusdurchblutung während der Preßwehen zu verzeichnen ist (Klöck u. Lamberti 1975). So stellt die Passage durch den Beckenausgang die kritischste Phase der Geburt für den Feten dar. Das mechanische Geburtstrauma trägt auch heute noch wesentlich zur perinatalen Mortalität und Langzeitmorbidität bei (Wigglesworth 1988), wenn auch die jüngsten Fortschritte der modernen Geburtshilfe und Perinatologie in den letzten 30 Jahren das Risiko einer Geburtsschädigung deutlich reduziert haben (Wulf 1987).

Tokometrie

Zur Erfassung und Erforschung der Wehenstärke und der Belastung des Kindes wurde innerhalb der letzten 100 Jahre eine Vielzahl von Instrumenten entwickelt.

Die Messung des intrauterinen Drucks als Maß für die Wehenstärke erfordert die Einführung eines Meßwertaufnehmers in die Gebärmutterhöhle. Externe Instrumente zur Wehenregistrierung können nur die Motilität der Gebärmutter wiedergeben, da hier die Meßwerte durch die Position des Instruments und die Stärke der Bauchdecken beeinflußt werden. Die intrauterine Druckbestimmung geht auf Schatz (1872a, b) zurück, der einen wassergefüllten Ballon transzervikal zwischen Fruchtblase und Uteruswand einführte. 1952 wurde die hydrostatische Messung des intrauterinen Drucks über einen mehrfach perforierten Plastikkatheter publiziert, der unter transzervikaler Punktion des Amnions in das Uteruskavum vorgeschoben und an ein externes Manometer angeschlossen wurde (Williams u. Stallworthy 1952). Heute haben sich zur intrauterinen Druckmessung die vorne offenen wassergefüllten Polyäthylenkatheter durchgesetzt, da sie einfach zu handhaben und wenig störanfällig sind und relativ preiswert angeboten werden. Ein Nachteil der Methode ist darin zu sehen, daß der Druckwandler außerhalb der Gebärmutter liegt, so daß es beim Lagewechsel der Mutter mit Niveauveränderungen des Katheters gegenüber der externen Meßkammer zu hydrostatischen Druckeffekten und Verschiebungen der Druckkurve kommt.

Der Amniondruck setzt sich zusammen aus dem Druck, der durch Dehnung und aktive Kontraktionen der Uteruswand entsteht, und dem von der Bauchhöhle übertragenen Druck, der durch die Anspannung der Bauchwandmuskulatur und des Zwerchfells erhöht werden kann.

Druckmessung zwischen kindlichem Kopf und Geburtskanal

Zur Quantifizierung der Belastung des kindlichen Kopfes beim Durchtritt durch den Geburtskanal wurden verschiedene Verfahren beschrieben (Lindgren 1955; Schwarcz et al. 1969; Moolgaoker et al. 1979; Furuya et al. 1981; Svenningsen u. Jensen 1988). Dabei muß jedoch berücksichtigt werden, daß die Verteilung des Drucks auf der unebenen Schädeloberfläche sehr inhomogen ist, die gemessenen Werte also sehr von der Position des Meßinstruments beeinflußt werden.

An der Universitäts-Frauenklinik Würzburg entwickelten wir in Zusammenarbeit mit der Abteilung für Experimentelle Chirurgie der Universität Würzburg einen Meßwertaufnehmer, der die kontinuierliche Registrierung des Drucks zwischen der Wand des Geburtskanals und dem vorangehenden kindlichen Kopf während der Austreibungspriode gestattet, in der die höchsten Belastungen durch das aktive Mitpressen zu erwarten sind (Rempen u. Kraus 1991a).

Das Meßinstrument besteht aus einem gummiüberzogenen Metallbügel, an dessen beiden beweglichen Enden Druckwandler angebracht sind, die Dehnungsmeßstreifen enthalten. Das Instrument wird bei gesprungener Fruchtblase bzw. nach Amniotomie dem kindlichen Kopf sub partu quer aufgesetzt, so daß sich die beiden Meßsensoren beidseits im Kontaktgebiet zwischen den Scheitelbeinen und der Wand des Geburtskanals befinden. Der federnde Halte-

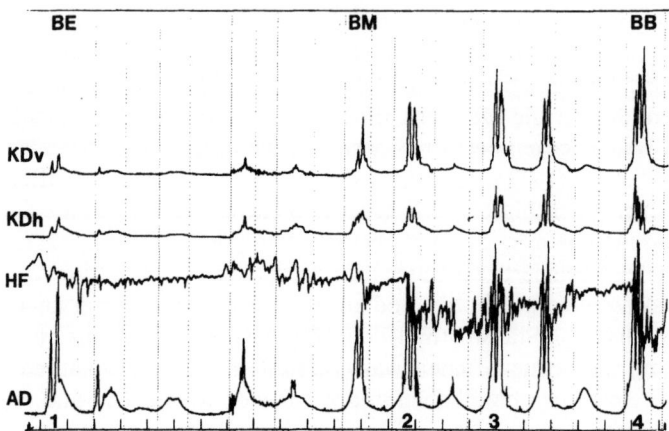

Abb. 1. Ausschnitt einer Druckregistrierung von Beckeneingang (*BE*) über Beckenmitte (*BM*) bis Beckenboden (*BB*): Kurvenverlauf von Kopfdruck über dem vorderen (KD_v) und hinteren Scheitelbein (KD_h), Herzfrequenz (*HF*) und Amniondruck (*AD*)

bügel gestattet einen sicheren Halt des Instruments am Kopf, wodurch es den Bewegungen des Kindes während der Drehungen und beim Tiefertreten folgen kann. Durch die konstante Position der Drucksensoren über der Parietalregion können Druckänderungen im Verlauf einer Geburt erfaßt werden. Die definierte Lokalisation des Meßinstruments erlaubt es zudem, die Meßwerte verschiedener Geburten miteinander zu vergleichen. Die Meßsignale können zeitlich parallel zum internen Kardiotokogramm aufgezeichnet werden, was die Analyse der Beziehung des am Kopf gemessenen Drucks zum intraamnialen Druck gestattet. Abbildung 1 zeigt einen 23minütigen Ausschnitt einer Originalregistrierung mit den markierten Wehenpausenintervallen bei einer 30jährigen Erstgebärenden, die von einem lebensfrischen, 4450 g schweren Mädchen aus I. vorderer Hinterhauptslage entbunden wurde. Der dargestellte Abschnitt umfaßt den Durchtritt des kindlichen Kopfes durch den Geburtskanal vom Beckeneingang bis zum Erreichen des Beckenbodens 3 min vor Partus. Das gleichsinnige Verhalten des Fruchtwasserdrucks und des an beiden Seiten des kindlichen Kopfes abgeleiteten Drucks ist offensichtlich. Dies betrifft sowohl langsame Druckänderungen während der Uteruskontraktionen als auch schnelle Drucksprünge beim Mitpressen der Gebärenden. Der intraamniale Druck wird damit über den kindlichen Körper auf das Berührungsgebiet zwischen dem vorangehenden Kopf und dem Geburtskanal übertragen, so daß die über dem Kopf abgeleitete Druckhöhe von der Kontraktionsstärke abhängt. Eine andere Einflußgröße für die Druckentstehung ist in dem Widerstand der Wand des Geburtskanals zu sehen.

Trägt man die während einer Uteruskontraktion im Sekundenabstand registrierten Meßwerte des intrauterinen Drucks gegen die zeitlich entsprechenden Kopfdruckdaten auf, so ergibt sich eine lineare Beziehung (Abb. 2 a–d). Die aufgeführten Werte des mittleren Kopfdrucks (KD_m) erhält man durch Mitte-

Die Kopfbelastung des Feten während der Beckenpassage bei normaler Geburt 113

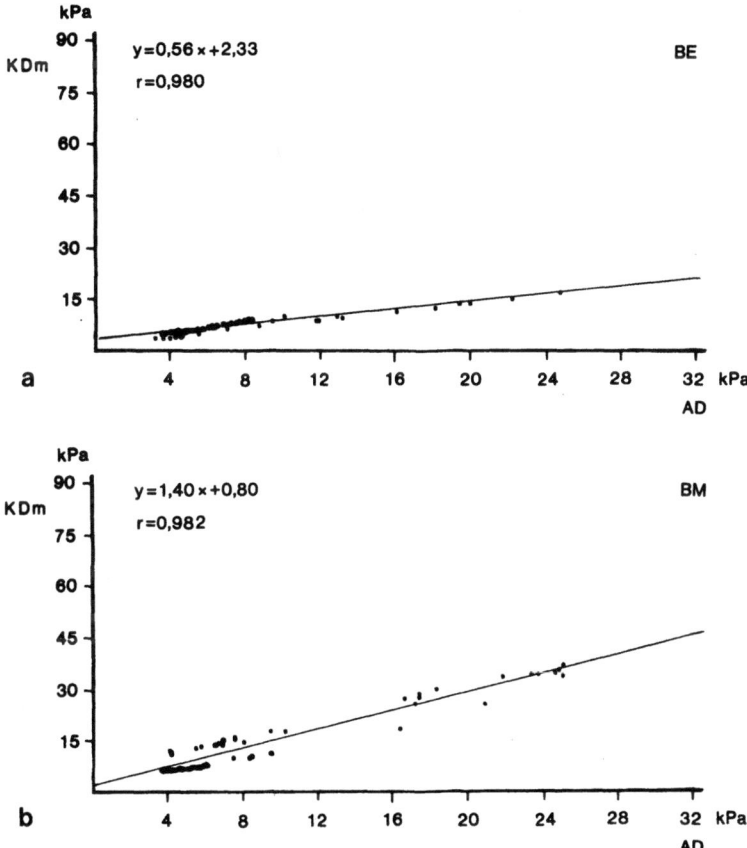

Abb. 2a–d. Korrelation des mittleren Kopfdrucks (KD_m) und des Amniondrucks (AD) während der Wehe (aus Abb. 1). **a** Beckeneingang (1), **b** Beckenmitte (2), **c** zwischen Beckenmitte und Beckenboden (3), **d** Beckenboden (4). **c, d** s. S. 114

lung der einzelnen pro Sekunde registrierten Druckwerte von den beiden Scheitelbeinen. Der mit fortschreitender Geburt gegenüber dem Amniondruck relativ stärkere Zuwachs des Kopfdrucks manifestiert sich in einer Zunahme der Steigung der Regressionsgeraden. Darüber hinaus ist eine zunehmende Streuung der Punktwolke zu beobachten, was dadurch bedingt ist, daß die registrierten Kopfdruckwerte während der Phase des Druckanstiegs im Uteruskavum und die Kopfdruckwerte während der Phase des intrauterinen Druckabfalls mit fortschreitender Geburt zunehmend auseinanderweichen. Dabei steigt der Kopfdruck zu Beginn der Wehe zunächst nur zögernd an und fällt nach der Wehenakme langsamer ab als der Amniondruck, so daß eine Verbindung der einzelnen Punkte zu schleifenförmigen Kurven führen würde. Die Erklärung liegt daran, daß der kindliche Kopf während der Wehe vorgeschoben wird und damit in einen tieferen Abschnitt des Geburtskanals gelangt, in dem ein stärkerer Druck herrscht, und daß beim Nachlassen der Uteruskontraktion der Kopf verzögert zurückgleitet.

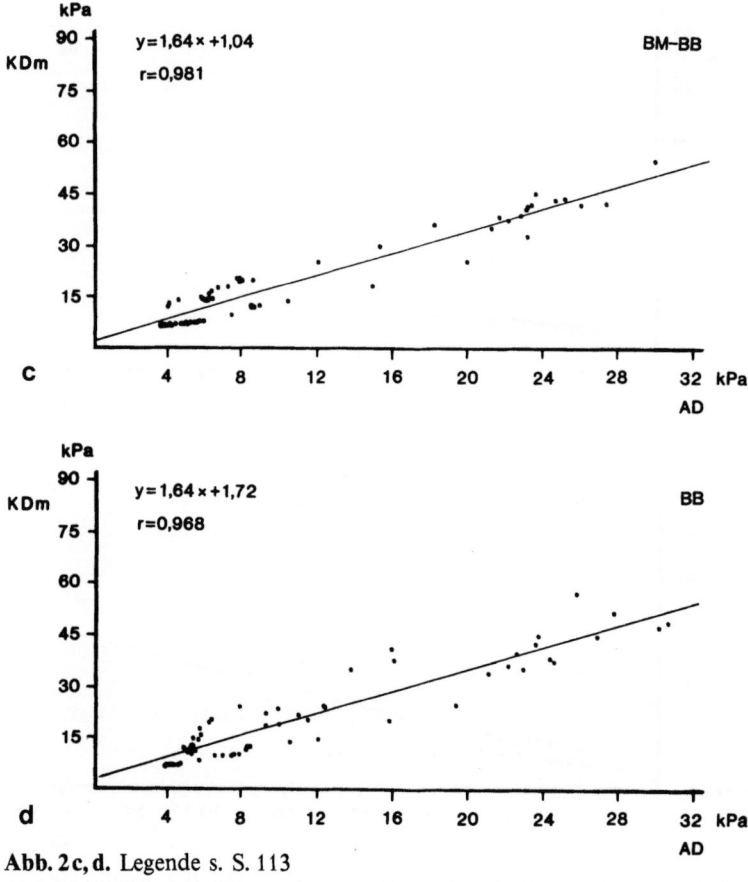

Abb. 2c, d. Legende s. S. 113

Aus den Druckkurven können in Anlehnung an die Literatur zum Intrauterindruck (Phillips u. Calder 1987) die in Abb. 3 gezeigten Parameter für den Wehen- und Kopfdruck errechnet werden (Rempen u. Kraus 1991b). Da der Kopfdruck nicht selten über das Ende einer Wehe hinaus erhöht bleibt, wird der Aktivdruck (Druckamplitude) dadurch bestimmt, daß vom Maximaldruck anstatt des Basaltonus der mittlere Druck in den letzten 10 s der vorausgehenden Wehenpause abgezogen wird.

Abbildung 4 stellt den Verlauf verschiedener Druckparameter während der Wehe und in der Wehenpause graphisch dar, die aus den zuvor gezeigten Wehen- und Kopfdruckkurven der Abb. 1 errechnet wurden. Es ist eine Zunahme der Druckwerte mit fortschreitender Geburt zu erkennen. Darüber hinaus fällt auf, daß sich der gemessene Kopfdruck im Beckeneingang beim Vergleich der beiden Seiten nicht wesentlich unterscheidet, während er ab Beckenmitte und insbesondere auf dem Beckenboden über dem vorderen Scheitelbein deutlich größer ist als über dem hinteren Os parietale. Tabelle 1 verdeutlicht anhand der errechneten Parameter „Maximaldruck", „Wehenmitteldruck" und „Basal-

Die Kopfbelastung des Feten während der Beckenpassage bei normaler Geburt 115

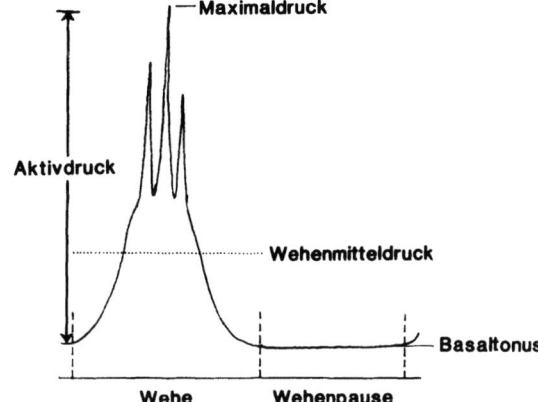

Abb. 3. Druckparameter

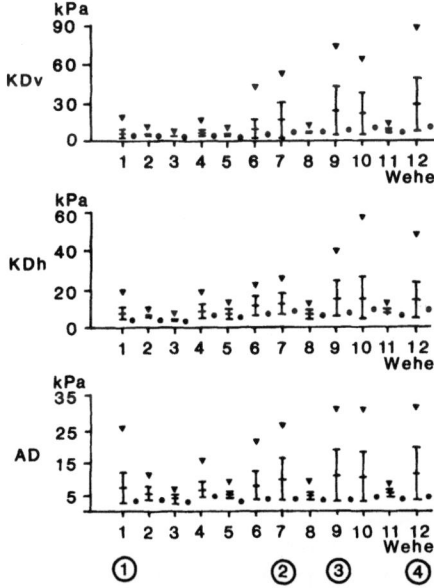

Abb. 4. Graphische Darstellung des Verlaufs von Basaltonus (●), Wehenmitteldruck mit Standardabweichung (⊥) und Maximaldruck (▼) von KD_v, KD_h und AD (Erklärungen s. Abb. 1)

tonus" von 4 ausgewählten Uteruskontraktionszyklen bei unterschiedlichen Höhenständen des Kopfes im Geburtskanal den mit dem Geburtsfortschritt zu verzeichnenden allmählichen Druckanstieg sowohl im Uteruskavum als auch am kindlichen Kopf. Am vorangehenden Schädel ist sowohl in der Wehenpause als auch während der Uteruskontraktion ein im Vergleich zum Amniondruck stärkerer Druckanstieg zu verzeichnen. Dieser ist besonders deutlich am vorderen Scheitelbein des Kindes ausgeprägt.

Die Auswertung der Preßperiode von 42 normalen Spontangeburten aus vorderer Hinterhauptslage mit 449 analysierten Wehen werden in Tabelle 2 aufgeführt. Es zeigen sich im Mittel signifikant höhere Druckwerte über dem vor-

Tabelle 1. Parameter des Amniondrucks (AD) und des Kopfdrucks am vorderen (KD_v) und hinteren (KD_h) Scheitelbein während 4 Wehen bei unterschiedlichem Höhenstand des Kopfes im Geburtskanal (BE Beckeneingang, BM Beckenmitte, BB Beckenboden; vgl. Abb. 1; Angaben in kPa)

Nr.	Maximaldruck			Wehenmitteldruck			Basaltonus		
	AD	KD_v	KD_h	AD	KD_v	KD_h	AD	KD_v	KD_h
1 BE	24,5	15,9	16,3	7,2	5,6	7,1	3,0	2,9	3,5
2 BM	25,0	49,5	23,7	9,4	16,0	11,9	3,9	7,9	8,2
3 BM-BB	29,8	71,1	37,8	10,8	23,2	14,5	3,3	7,3	7,2
4 BB	30,3	85,3	45,0	11,3	27,3	13,4	3,8	8,9	7,8

Tabelle 2. Parameter des Kopfdrucks vorne (KD_v), hinten (KD_h) sowie gemittelt (KD_m) und des Amniondrucks (AD) in der Preßperiode bei Spontanpartus aus vorderer Hinterhauptslage (n = 42)

Parameter	Mittelwert ±1 s			
	KD_v [kPa]	KD_h [kPa]	KD_m [kPa]	AD [kPa]
Basaltonus	6,6 ± 5,8*	4,5 ± 3,9	5,5 ± 3,7***	2,6 ± 0,9
Wehenmitteldruck	14,8 ± 6,6*	11,7 ± 6,9	13,3 ± 4,8****	8,5 ± 1,6
Maximaldruck	37,4 ± 16,2*	30,2 ± 14,8	31,8 ± 11,0****	18,9 ± 4,3
Aktivdruck	32,3 ± 14,8*	26,3 ± 12,3	27,2 ± 10,1****	16,2 ± 4,2

* $p < 0,05$, *** $p < 0,0005$, **** $p < 0,00005$.

deren Scheitelbein gegenüber der hinteren Gegenseite. Die Erklärung liefert die Anatomie des Geburtskanals. Dabei stößt das nach seitlich-vorn gerichtete Scheitelbein gegen das harte Widerlager des knöchernen Schambogens, was die relativ hohen Druckwerte erklärt, während gegenüber dem nach seitlich hinten gerichteten Scheitelbein die konkav geformte Kreuzbeinhöhle und das nachgiebigere Weichteilgewebe des Beckenbodens liegen, was zu niedrigeren Druckwerten führt. Somit ist der registrierte Druck an der Schädeloberfläche nicht nur abhängig von der Höhenlokalisation des Rezeptors am Kopf in axialer Richtung (Lindgren 1955, 1960; Furuya et al. 1981; Schwarcz et al. 1969), sondern auch davon, ob er sich an der vorderen oder hinteren Schädelseite befindet (Rempen u. Kraus 1991 b).

Betrachtet man die Parameter in der gesamten Preßperiode, so ist der aus den beiden parietal abgeleiteten Druckwerten gemittelte Kopfdruck durchschnittlich fast doppel so hoch wie der intraamniale Druck. Im Vergleich zu den Amniondruckparametern zeigen die Kopfdruckparameter nicht nur absolut, sondern auch relativ zu den jeweiligen Mittelwerten höhere Standardabweichungen, was auf eine erhebliche Streuung der Kopfdruckwerte zwischen den

Tabelle 3. Intraamnial und am kindlichen Kopf gemessener Basaltonus und Maximaldruck in der Preßperiode (Literaturvergleich; aus Rempen u. Kraus 1991a)

Autor	Jahr	n	Amniondruck [kPa]		Kopfdruck [kPa]	
			Basal	Maximum	Basal	Maximum
Lindgren[a]	1960	10	1,3 – 1,5	14,4 – 16,1	2,3 – 10,1	16,9 – 41,6
Moolgaoker et al.[b]	1979	44	–	–	–	47,6 – 66,2
Furuya et al.	1981	40[c]	2,8	15,4	4,0	53,9
Svenningsen u. Jensen	1988	24	–	–	–	24,1
Rempen	1991	42	2,6	18,9	5,5	31,8

[a,b] Die von den Autoren benutzten Einheiten (mmHg[a], psi[b]) wurden in kPa umgerechnet.
[c] Simultane Messung von Amnion- und Kopfdruck in 15 Fällen.

verschiedenen Geburten hinweist. Die interindividuelle Variabilität der Kopfdruckwerte läßt sich auch anhand eines Vergleichs einzelner Druckverläufe demonstrieren (Rempen u. Kraus 1991 b), wobei die Streuung nicht aus einer unterschiedlichen Wehenstärke abgeleitet werden kann. Wegen der einheitlichen Position des Meßinstruments am Kopf spielen meßtechnische Faktoren eine untergeordnete Rolle. Als Ursache stehen dagegen individuelle Variablen im Vordergrund, die sich in einem unterschiedlichen Widerstand des Geburtskanals manifestieren. Ein Vergleich zu Angaben aus der Literatur (Tabelle 3) ergibt zwar, daß die eigenen Resultate innerhalb des Bereichs der anderen mit unterschiedlichen Methoden ermittelten Meßergebnisse liegen. Doch werden auch nicht unerhebliche Differenzen sichtbar, die durch Unterschiede im Patientengut und in der Methodik begründet sind. Die meist ebenfalls von anderen Autoren festgestellte große Variabilität der Druckmeßwerte unabhängig von der Position des Meßwertaufnehmers ist dabei besonders erwähnenswert.

Kopfdruck in Abhängigkeit von verschiedenen Faktoren

Der Verlauf der Druckparameter während der Austreibungsperiode in Abhängigkeit vom Höhenstand des vorangehenden kindlichen Kopfes im Geburtskanal wird in Abb. 5a, b wiedergegeben. Im Beckeneingang unterscheiden sich die intrauterin und am Kopf abgeleiteten Druckwerte nicht wesentlich. In Übereinstimmung mit dem zuvor gezeigten Einzelbeispiel (Abb. 1 und 4, Tabelle 1) ist vom Beckeneingang zum Beckenausgang sowohl bei Berücksichtigung der Kontraktionsphasen (Wehenmitteldruck) als auch bei Betrachtung der Wehenpausen (Basaltonus) ein durchschnittlicher Anstieg der Kopfdruckwerte um das 3- bis 4fache zu verzeichnen. Dagegen ändern sich die entsprechenden Amniondruckwerte deutlich weniger, wobei hier in den Wehenphasen durch die vermehrte Preßaktivität ein etwas stärkerer Anstieg zu beobachten ist. Wie-

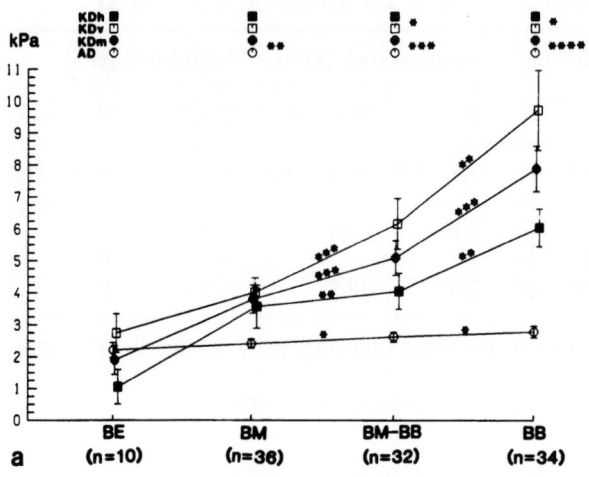
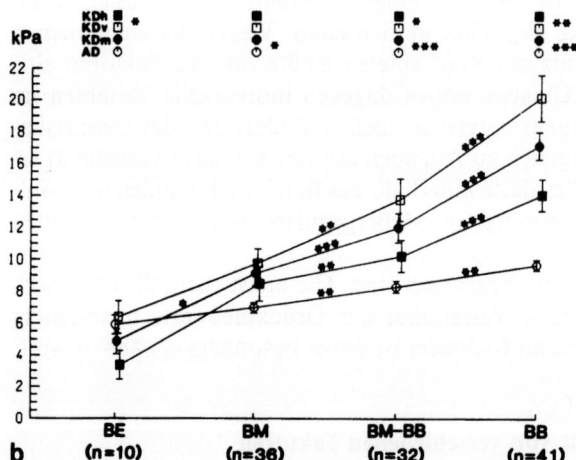

Abb. 5 a, b. Kopfdruck (KD_v, KD_h, KD_m) und Amniondruck (AD) in Abhängigkeit vom Höhenstand des Kopfes bei vorderer Hinterhauptslage. **a** Basaltonus, **b** Wehenmitteldruck (Mittelwert ± SEM, *p < 0,05, **p < 0,005, ***p < 0,0005, ****p < 0,00005)

derum liegen die über dem vorderen Parietalareal gemessenen Druckwerte im Mittel über denjenigen der hinteren Scheitelbeinregion. Somit ist die Drucksteigerung am Kopf mit fortschreitender Geburt im wesentlichen nicht auf die intrauterine Druckerhöhung zurückzuführen, sondern hängt v. a. mit dem ansteigenden Widerstand des sich trichterförmig verengenden Geburtskanals zusammen, dessen Weichteilgewebe zudem zunehmend aufgedehnt werden muß.

Vergleicht man die Geburten bei Erst- und Mehrgebärenden miteinander, müssen die unterschiedlichen Geburtsverläufe in diesen beiden Gruppen wie die längere Geburtsdauer und insbesondere die meist tieferen Höhenstände des Kopfes bei Meßbeginn bei Erstparität berücksichtigt werden. Bei der Analyse der letzten beiden Preßwehen vor Austritt des Kopfes aus der Vulva zeigt sich

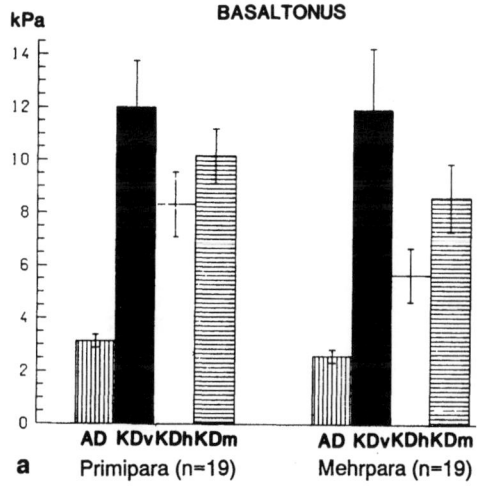

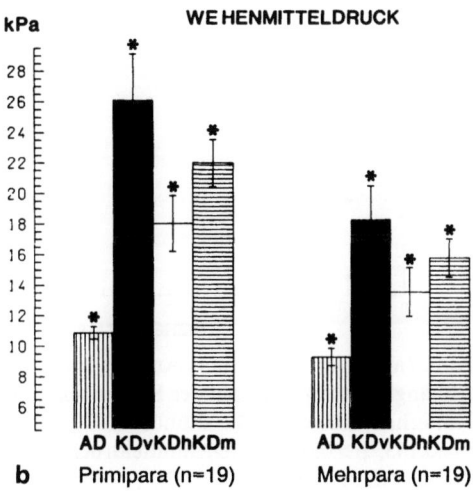

Abb. 6a, b. Kopfdruck und Amniondruck während der letzten beiden Preßwehen in Abhängigkeit von der Parität bei vorderer Hinterhauptslage. **a** Basaltonus, **b** Wehenmitteldruck (Mittelwert ± SEM, * $p < 0,05$)

bei Erstgebärenden durchschnittlich ein höherer Kopfdruck, wobei der Unterschied nur während der Uteruskontraktion signifikant ist (Abb. 6a, b). Da jedoch der Amniondruck ein ähnliches Verhalten zeigt, kann die vermehrte Kopfbelastung in dem betrachteten Kollektiv nicht nur durch einen erhöhten Weichteilwiderstand, sondern auch durch unterschiedliche Wehenkräfte bedingt sein.

Die Gegenüberstellung der Preßperiodendauer bei vergleichbarem Höhenstand zu Beginn der Preßphase (Abb. 7 a–d) veranschaulicht die durchschnitt-

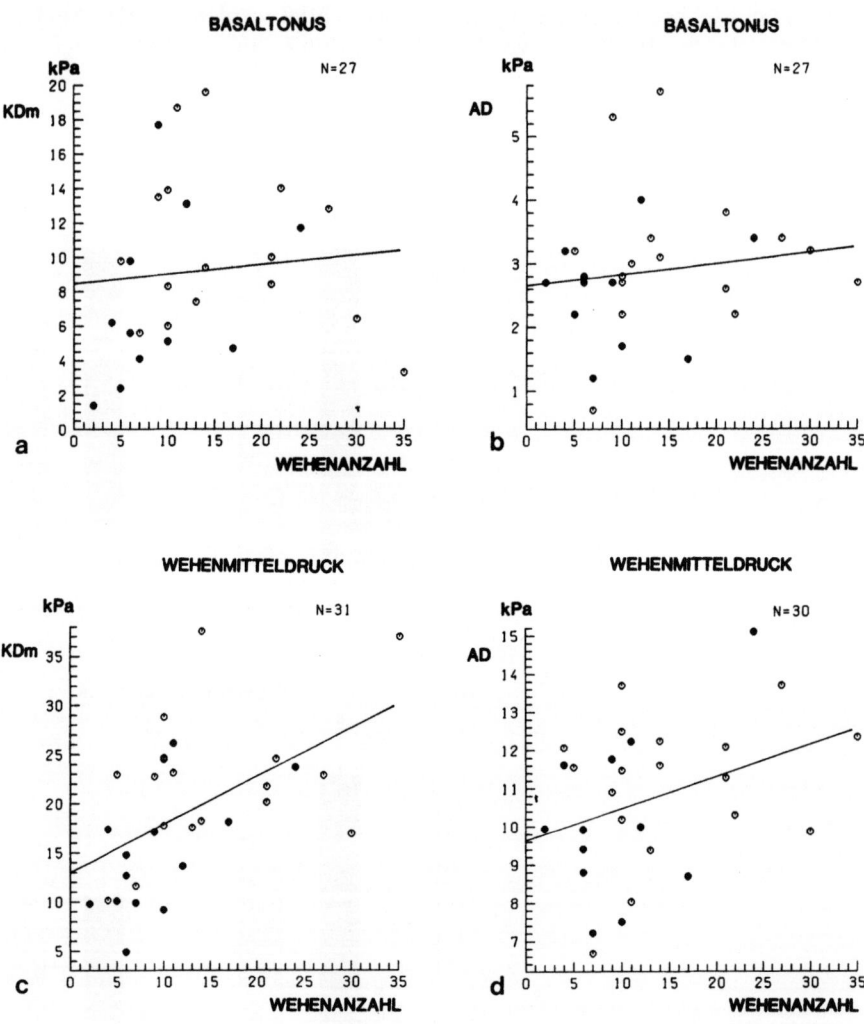

Abb. 7a–d. Kopfdruck und Amniondruck während der letzten beiden Preßwehen in Abhängigkeit von der Zahl der Preßwehen ab Beckeneingang/Beckenmitte bei vorderer Hinterhauptslage. **a** Basaltonus (KD_m: r = 0,099, p > 0,05); **b** Basaltonus (AD: r = 0,143, p > 0,05); **c** Wehenmitteldruck (KD_m: r = 0,534, p < 0,005); **d** Wehenmitteldruck (AD: r = 0,345, p > 0,05). (○ Primipara, ● Mehrpara)

lich kürzere Preßphase und den geringeren Kopfdruck bei Multiparität. Eine unterschiedliche Beziehung zwischen benötigter Wehenzahl und dem Kopfdruck bei den letzten beiden Preßwehen ist beim Vergleich von Primi- und Multiparität nicht zu erkennen. Längere Preßphasen sind mit einem höheren Kopfdruck verbunden, wobei jedoch die nicht unerhebliche Streuung der Druckwerte beachtet werden muß. Auch der Amniondruck läßt während der letzten beiden Wehen mit zunehmender Dauer der Preßphase eine ansteigende Tendenz erkennen.

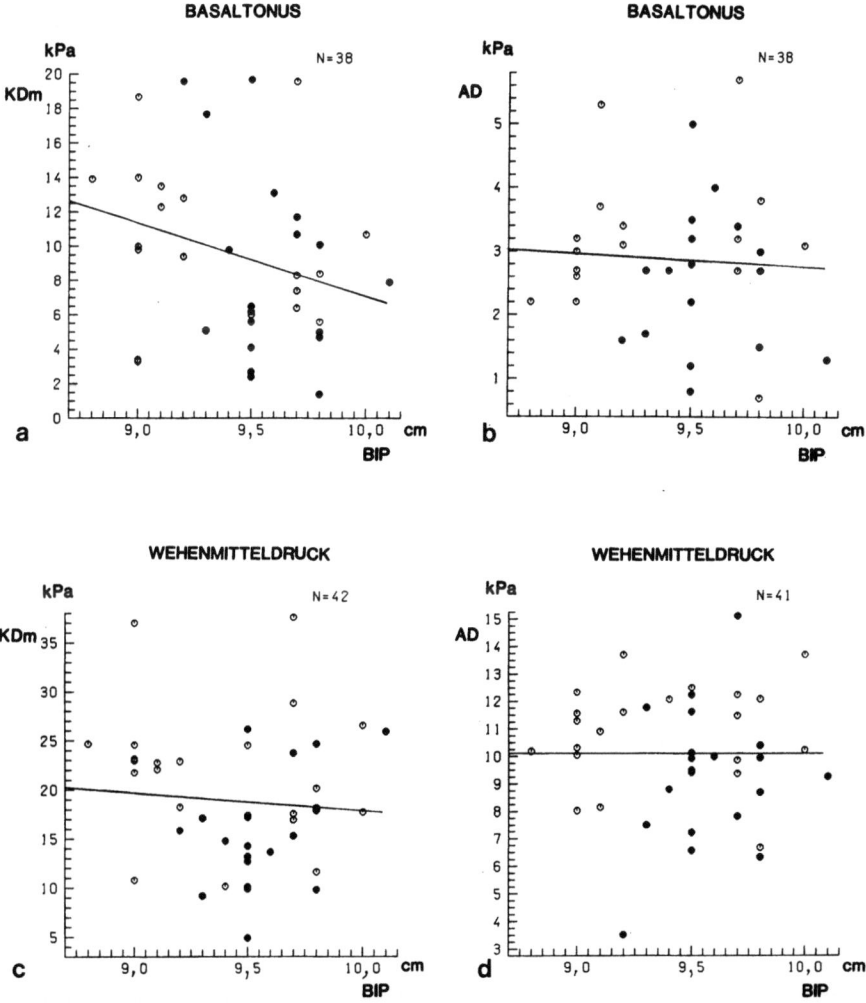

Abb. 8 a–d. Kopfdruck und Amniondruck während der letzten beiden Preßwehen in Abhängigkeit vom biparietalen Durchmesser bei vorderer Hinterhauptslage. **a** Basaltonus (KD_m: r = −0,273, p>0,05); **b** Basaltonus (AD: r = −0,058, p>0,05); **c** Wehenmitteldruck (KD_m: r = −0,084, p>0,05); **d** Wehenmitteldruck (AD: r = −0,002, p>0,05). (○ Primipara, ● Mehrpara)

Nach allgemeiner Lehrmeinung wird für die oft erhebliche Geburtsverlängerung bei Erstparität über 30 Jahre eine vermehrte Weichteilrigidität verantwortlich gemacht (Pschyrembel u. Dudenhausen 1986). Eine altersabhängige Druckerhöhung zwischen dem kindlichen Kopf und dem Geburtskanal, die als Ausdruck eines vermehrten Widerstands durch abnehmende Elastizität des Beckenbodens gewertet werden kann, läßt sich jedoch nach eigenen Erfahrunge nicht nachweisen, auch dann nicht, wenn Erst- und Mehrgebärende getrennt betrachtet werden. Dies deckt sich mit anderen Erfahrungen, nach denen anhand indirekter Parameter eine erhöhte Rigidität der Weichteile „alter Erstgebärender" nicht nachgewiesen werden konnte (Radivojevic u. Rudelsdorfer 1988).

Bei getrennter Analyse ist innerhalb pyhsiologischer Grenzen mit der beschriebenen Methode kein wesentlicher Einfluß der Kopfgröße, wie in Abb. 8a–d beispielhaft anhand des biparietalen Durchmessers veranschaulicht wird, oder der mütterlichen Beckenmaße auf den Kopfdruck festzustellen. Als entscheidend sind hier sicherlich nicht die absoluten Maße von Mutter und Kind allein zu werten, sondern das relative Verhältnis der Kindsgröße zum Raumangebot im Geburtskanal.

Führt man sonographische Untersuchungen des Gehirns bei asymptomatischen Neugeborenen durch, so ist in 13% ein auffälliger Befund zu erwarten (Rempen et al. 1986), wobei es sich in 5% um geringgradige Hirnblutungen handelt (Rempen u. Feige 1986). Innerhalb des weiten Streubereichs registrierter Kopfdruckwerte bei Spontangeburt aus vordere Hinterhauptslage wurden im eigenen Patientengut bei höheren Druckwerten nicht häufiger sonographische Auffälligkeiten des Neugeborenengehirns beobachtet.

Wenn auch die große Variabilität der Meßergebnisse zum fetalen Kopfdruck sub partu die Definition tolerabler Grenzwerte erschwert, so stellen Untersuchungen zur normalen Belastung des kindlichen Kopfes bei der Geburt die Grundlage für Studien zur Aufklärung der Beziehung zwischen Geburtstraumata und verstärkter Kopfkompression dar. Es bleibt festzuhalten, daß eine indirekte Ableitung des Drucks zwischen dem kindlichen Schädel und der Wand des Geburtskanals aus der internen Tokomerie nicht möglich ist. Zur individuellen Quantifizierung der Kopfbelastung ist eine direkte Messung am kindlichen Schädel erforderlich.

Literatur

Borell U, Fernström I (1957) Shape und course of the birth canal. A radiographic study in the human. Acta Obstet Gynecol Scand 36:166–178

Borell U, Fernström I (1958) Die Umformung des kindlichen Kopfes während normaler Entbindungen in regelrechter Hinterhauptslage. Geburtshilfe Frauenheilkd 18:1156–1166

Friede RL (1975) Developmental neuropathology. Springer, Wien

Frischkorn R (1960) Gestaltwandel der Beckeneingangskomplikationen, aufgezeigt durch das Röntgenbild. Zentralbl Gynäkol 82:1577–1581

Furuya H, Hashimoto T, Kokuho K, Kino H, Fukamauchi K (1981) Pressures on the human fetus during labor – intrauterine and on the fetal head. Acta Obst Gynaec Jpn 33:2173–2181

Georgiades E, Reinhold E (1970) Zur geburtshilflichen Bedeutung des engen Beckens. Z Geburtshilfe Gynäkol 172:220–227

Kelly JV (1963) Compression of the fetal brain. Am J Obstet Gynecol 85:687–694

Klöck FK, Lamberti G (1975) Die Leitung der Austreibungsperiode, Indikationen zur Geburtsbeendigung. Gynäkologe 8:2–12

Kriewall TJ, Stys SJ, McPerson GK (1977) Neonatal shape after delivery: an index of molding. J Perinat Med 6:260–267

Langnickel D (1987) Although better nutrition improved the pelvic inlet the diagnostic challenges of the pelvic outlet have remained unchanged. In: Langnickel D (Hrsg) Problems of the pelvic passageway. Springer, Berlin Heidelberg New York, pp 1–2

Lindgren L (1955) The lower parts of the uterus during the first stage of labour in occiput-anterior vertex presentation. Acta Obstet Gynecol Scand 34 [Suppl 2]

Lindgren L (1960) The causes of foetal head moulding in labour. Acta Obstet Gynecol Scand 39:46–52

Mann LI, Carmichael A, Duchin S (1972) The effect of head compression on FHR, brain metabolism and function. Obstet Gynecol 39:721–726

Martius G (1977) Lehrbuch der Geburtshilfe. Thieme, Stuttgart

Martius G, Käter M, Kluge DHP (1964) Kopfmaße und Kopfform des Neugeborenen in ihren Beziehungen zum Geburtsmechanismus. Arch Gynäkol 199:360–372

Moolgaoker AS, Ahamed SOS, Payne PR (1979) A comparison of different methods of instrumental delivery based on electronic measurements of compression and traction. Am J Obstet Gynecol 54:299–309

Müller D (1973) Die subakuten Massenverschiebungen des Gehirns unter der Geburt. Thieme, Leipzig

Pape KE, Wigglesworth JS (1979) Haemorrhage, ischaemia and the perinatal brain. Clin Dev Med 69/70 Spastics International Medical Publications, W Heinemann Medical Books, London

Phillips GF, Calder AA (1987) Units for the evaluation of uterine contractility. Br J Obstet Gynaecol 94:236–241

Psychyrembel W, Dudenhausen JW (1986) Praktische Geburtshilfe. de Gruyter, Berlin

Radivojevic K, Rudelsdorfer R (1988) Ältere Erstgebärende: Geburtsleitung und Weichteilrigidität. Geburtshilfe Frauenheilkd 48:246–248

Rempen A, Feige A (1986) Sonographisch diagnostizierte subependymale-intraventrikuläre Blutungen bei klinisch unauffälligen Neugeborenen und ihre Beziehung zu perinatalen Faktoren. Z Geburtshilfe Perinatol 190:243–249

Rempen A, Kraus M (1991 a) Measurement of head compression during labor: Preliminary results. J Perinat Med 19:115–120

Rempen A, Kraus M (1991 b) Pressures on the fetal head druing normal labor. J Perinat Med 19:199–206

Rempen A, Feige A, Fiedler K (1986) Häufigkeit von auffälligen Ultraschallbefunden des Gehirns bei klinisch asymptomatischen Neugeborenen. Z Geburtshilfe Perinatol 190:190–195

Schatz F (1872a) Beiträge zur physiologischen Geburtskunde. Arch Gynäkol 3:58–144

Schatz F (1872b) Erklärungen der Curventafeln zu den Beiträgen zur physiologischen Geburtskunde. Arch Gynäkol 3:174–182

Schulz J, Wernicke K, Sturm R, Berg-Wurms U, Wiesner F (1977) Veränderung der fetalen O_2-Versorgung bei Kopfkompression. Arch Gynäkol 224:107–108

Schwarcz R, Strada-Sáenz G, Althabe O, Fernández-Funes J, Caldeyro-Barcia R (1969) Pressure exerted by uterine contractions on the head of the human fetus during labor. In: Perinatal factors affecting human development. Scientific Publication No. 185:115–126. Pan American Health Organization, Washington

Schwartz P (1964) Geburtsschäden bei Neugeborenen. Fischer, Jena

Sellheim H (1913) Die Geburt des Menschen. Deutsche Frauenheilkd, Bd I. Begmann, Wiesbaden

Stewart DB (1984a) The pelvic as a passageway. I. Evolution and adaptations. Br J Obstet Gynaecol 91:611–617

Stewart DB (1984b) The pelvis as a passageway. II. The modern human pelvis. Brit J Obstet Gynaecol 91:618–623

Svenningsen L, Jensen O (1988) A method for objective measurement of fetal head compression during the second stage of labor. Gynecol Obstet Invest 26:1–6

Wigglesworth JS (1988) Trauma and the developping brain. In: Kubli F, Patel N, Schmidt W, Linderkamp O (eds) Perinatal events and the brain damage in surviving children. Springer, Berlin Heidelberg New York

Williams EA, Stallworthy JA (1952) A simple method of internal tocography. Lancet I:330–332

Wulf KH (1987) Die Wandlung der Geburtshilfe seit 1950. In: Dudenhausen JW (Hrsg) Das Kind im Bereich der Geburts- und Perinatalmedizin. de Gruyter, Berlin, S 1–12

Psychosomatische Aspekte des Beckenbodens

H. Molinski

Die vorausgegangenen Kapitel dieses Buches haben untersucht, welche Bedeutung das muskuläre Organ Beckenboden für Geburtshilfe und Gynäkologie hat. Sie gehen dabei von den normalen anatomischen Verhältnissen und von den ortsständigen und organspezifischen physiologischen Prozessen, also von der autochthonen Organphysiologie aus, um dann diejenige gynäkologische Symptomatik zu beschreiben, in die der Beckenboden einbezogen ist. Eine solche traditionelle Physiologie erforscht die Funktionsweise der einzelnen Organe und Organsysteme, indem sie zunächst die vielfältigen Verbindungen im Organismus mit voller Absicht ausschaltet, etwa dem traditionellen Herz-Lungen-Präparat des Frosches entsprechend. So entsteht ein in sich geschlossener wissenschaftlicher Rahmen, der insbesondere Symptome, die durch örtliche organische Veänderungen bedingt sind, befriedigend zu erklären scheint.

Modifikation der autochthonen Organphysiologie durch übergreifende psychophysiologische Zusammenhänge

Wenn man aber von den psychosomatischen Aspekten es Beckenbodens sprechen will, kann man den Blick nicht auf eine isolierte Organphysiologie beschränken. H. S. Sullivan geht in seiner Lehre von der interpersonalen Psychiatrie davon aus, daß das Individuum überhaupt nur innerhalb eines ununterbrochenen Austausches mit dem organischen und anorganischen Umfeld lebensfähig ist. Er spricht daher von einer kommunalen Existenz des Individuums. Entsprechend funktioniert aber auch jedes einzelne Organ nur innerhalb übergreifender physiologischer Zusammenhänge.

Der folgende Fall einer Miktionsstörung z. B. kann nicht hinreichend erklärt werden, wenn man nur die autochthone Physiologie der Miktion betrachtet. Vielmehr ist die Berücksichtigung darüber hinausgreifender Wirkzusammenhänge nötig, wobei in diesem konkreten Fall dem Beckenboden eine entscheidende Rolle zukommt.

Eine 38jährige Frau klagte über häufiges Wasserlassen, tagsüber etwa 25- und nachts vielleicht 7mal. Trotz dieser Angaben handelt es sich in Wirklichkeit nicht etwa um eine blasenbedingte Harninkontinenz. Bei detaillierter Exploration konnte die Patientin nämlich erkennen, daß ihr Harndrang jedesmal mit einer pressenden Muskeltätigkeit anfängt. Sie setzt sich dann auf die Toilette und preßt weiter, aber es kommt praktisch nichts, kaum ein paar Tröpfchen.

Zu dieser Schilderung paßt der psychische Befund während des Interviews. Die Patientin stand unter einem außerordentlichen psychischen Druck. Die mimische Muskulatur und der Schultergürtel waren angespannt und reagierten auf bestimmte Gesprächsinhalte mit Zusammenzucken.

Aus einer psychischen Anspannung heraus kommt es hier also zu Muskelanspannungen, zu einem Muskeldruck, der als Harndrang erlebt wird. Diagnostisch handelt es sich demnach nicht etwa um eine Urge-Inkontinenz, denn es wird ja kaum Wasser gelassen; vielmehr handelt es sich um eine Urgency, um das körperliche und psychische Erleben eines Harndrangs.

Wie aber kommt dieser Harndrang zustande? Theoretisch könnte man den Harndrang vielleicht lediglich auf die Tätigkeit des Detrusors zurückführen. Jedoch weist die Art und Weise, wie die Patientin sich auf der Stuhlkante sitzend angespannt hält und bewegt, darauf hin, daß der Beckenboden in entscheidendem Ausmaß angespannt ist, wodurch das Erleben eines Harndrangs ausgelöst wird. In diesem und in ähnlichen Fällen können wir den Harndrang also nicht lediglich auf die autochthone Physiologie der Miktion zurückführen, sondern wir müssen davon ausgehen, daß Spasmen, Relaxationen und Bewegungen des Beckenbodens – genaueres wissen wir nicht – eine entscheidende Rolle spielen. Dabei handelt es sich aber nicht um die eigentliche autochthone Physiologie des Beckenbodens, vielmehr liegt, neurophysiologisch gesprochen, die Störung der Innervationen in höher gelegenen Zentren des Nervensystems.

Klinische Beobachtungen weisen übrigens darauf hin, daß auch eine wirkliche Harninkontinenz auf vergleichbaren Wegen zustandekommen kann. Bei manchen Frauen kann eine Harninkontinenz nämlich Begleiterscheinung von depressiven Affekten oder manchmal auch von gehemmten Hingabeaffekten sein. Auch hier ist der pathogenetische Weg der Symptombildung noch nicht durch gezielte Erforschung der Innervationsvorgänge belegt. Wir erklären uns das Zustandekommen einer solchen Harninkontinenz entweder durch eine affektiv bedingte Erschlaffung der muskulären Strukturen des Beckenbodens oder durch ein pathologisch bedingtes Fehlen der Beckenbodenkontraktion. Dazu würde übrigens auch die Beobachtung passen, daß es Fälle mit der klinischen Symptomatik einer Streßinkontinenz gibt, obgleich meßtechnisch keine Streßinkontinenz nachweisbar ist.

Derartige Fälle illustrieren also, daß wir nicht lediglich von der ortsständigen Organphysiologie ausgehen können, wenn wir von psychosomatischen Aspekten des Beckenbodens sprechen wollen. Vielmehr muß der wissenschaftliche Rahmen um übergreifendere Zusammenhänge erweitert werden. Dabei handelt es sich z. T. um übergreifende physiologische Wechselwirkungen innerhalb der Grenzen des Organismus selbst. Zum Teil aber handelt es sich – entsprechend dem eben erwähnten Begriff einer kommunalen Existenz – um psychologische und physiologische Wechselwirkungen mit Wirkkräften, die außerhalb des Organismus lokalisiert sind.

Erweiterter wissenschaftlicher Rahmen

Wenn man also die oben als Beispiel angeführte psychosomatische Symptomatik hinreichend verstehen will, muß der wissenschaftliche Rahmen über die örtliche Anatomie und autochthone Physiologie hinaus um die folgenden vier Themenkreise erweitert werden.

Eine gynäkologische Neurologie

Zur Erklärung der oben angeführten Symptomatik müßte man zunächst einmal die Innervationsvorgänge der Organe im kleinen Becken eingehender kennen.

Durch bessere Kenntnisse hinsichtlich einer gynäkologischen Neurologie würden wir jedoch lediglich die Pathogenese des Symptoms besser verstehen, also den neurologischen Weg, auf dem die Symptome zustandekommen. Die Ätiologie aber würden wir noch nicht hinreichend erfaßt haben. Denn wir würden ja noch nicht wissen, aus welcher Quelle diese Innervationen zustandekommen.

Affektphysiologie

Die Innervationen, welche eine psychosomatische Symptomatik zustandebringen, sind zum großen Teil ein somatisches Korrelat krankmachender Affekte. In den beiden oben angeführten Beispielen handelt es sich dabei um Affekte der Anspannung, Depression oder der Hingabe.

Der Affekt – oder Impuls – ist ein komplexes biologisches Geschehen, in das sowohl psychische als auch somatische Komponenten eingehen. Die *somatische* Grundlage des Affektes und des Impulses umfaßt zentralnervöse und physiologische Vorgänge in Muskeln, Drüsen und Kreislauf. Diese physiologischen Abläufe gehen mit vielartigen *Sensationen* einher. Diese Sensationen wiederum sind verbunden mit psychischen *Gefühlen* und *Emotionen*, wie etwa Verlangen, Drängen, Spannung, Lust, und sie gehen mit *Vorstellungen* und *Bildern* einher, u. a. mit Zielvorstellungen. Dieser ganze psychosomatische Erlebenskomplex mündet in äußeres *Verhalten* ein, daß auf eine Abfuhr von Spannung gerichtet ist.

Diese Physiologie der verschiedenen Affekte kann nun die autochthone Physiologie der einzelnen Organe und auch des Beckenbodens auf ganz unterschiedliche Art und Weise überlagern und verändern. Dabei liegt die krankmachende Wirkung oft in der besonderen Art der Abwehr dieser Affekte, also in einer Art von Gegenaffekt der ja ebenfalls mit Innervationen einhergeht.

Interpersonale Psychologie

Die Ätiologie des Symptoms ist aber nicht auf die Wirksamkeit der Affekte beschränkt, die innerhalb des Individuums selber vonstatten gehen. Denn Affekte kommen interpersonal zustande, sie sind ein interpersonales Geschehen, ein biologisch festgelegtes Interaktionsmuster, welches der Umgebung des Individuums ansagt, daß etwas zur Wiederherstellung der gestörten Homöostase geschehen muß. Das Studium der Affektphysiologie führt uns also zu einem Studium derjenigen interpersonalen Interaktionen, die krankmachend sind.

Interpersonale Physiologie

Unsere psychosomatische Arbeit an der Frauenklinik hat dazu geführt, daß wir über den Begriff der interpersonalen Psychologie hinaus auch von einer interpersonalen Physiologie sprechen. Denn es hat sich gezeigt, daß nicht nur psychisches Geschehen, sondern auch physiologische Vorgänge von der wechselseitigen Verflechtung zweier Individuen abhängen. Der körperliche Zustand und die körperliche Befindlichkeit des einen löst körperliche Befindlichkeiten und Funktionen beim anderen aus, was wiederum Rückwirkungen auf den ersten hat. am deutlichsten zeigen sich Zusammenhänge einer interpersonalen Physiologie natürlich bei den funktionellen Sexualstörungen. In eigenen Arbeiten wurden bestimmte Gebärstörungen [1], Miktionsstörungen [2, 3] und Sexualstörungen [4] im Rahmen einer interpersonalen Physiologie beschrieben.

Die Aufforderung, zu psychosomatischen Aspekten des Beckenbodens Stellung zu nehmen, wird durch die Diskrepanz zwischen unserem umfangreichen Wissen über die autochthone Physiologie dieses Organsystems und unserem lückenhaften Wissen auf den eben erörterten Gebieten der psychophysischen Zusammenhänge erschwert. Eine eingehendere Forschung auf diesen vier Gebieten psychophysischer Zusammenhänge würde für die Gynäkologie sowohl in Theorie als auch in therapeutischer Praxis Nutzen bringen.

Zur Psychologie des Beckenbodens

Trotz der angedeuteten Lücken in unserem Wissen können gewisse Aussagen darüber gemacht werden, in welchem Verhalten und Erleben der Beckenboden eine Rolle spielt und in welche psychosomatische Symptomatik er mit einbezogen ist.

Biologische Funktionen des Beckenbodens

Dabei ist es nützlich, zunächst von den grundlegenden biologischen Funktionen des Beckenbodens auszugehen. Diese sind von dem Umstand beeinflußt, daß der Mensch einen aufrechten Gang erworben hat, wodurch ja viele biologische Funktionen schwieriger geworden sind.

Der Beckenboden muß einerseits eine zurückhaltende Funktion ausüben. Er muß die Organe des unteren Bauchraums vor einem Vorfall schützen.

Außerdem muß er verhindern, daß Urin, Kot und die Leibesfrucht unkontolliert austreten.

Eine zurückhaltende Muskeltätigkeit geht zwangsläufig auch mit einem retentiven Erleben einher. Dementsprechend haben die psychologischen Wissenschaften und insbesondere die Psychoanalyse dargestellt, wie die psychische Fähigkeit zu einem zurückhaltenden Erleben und Verhalten einschließlich der so wichtigen psychischen Funktion des Neinsagens und der Verweigerung sich erstmals entwickeln, während das kleine Kind die Stuhlkontrolle, also die willkürliche Kontrolle über den Beckenboden erlernt. Die Literatur über dieses sog. anale Erleben einschließlich seiner eventuellen pathologischen Abweichungen ist endlos.

Die Schutzfunktion des Beckenbodens besteht weiterhin darin, daß er den Bauchraum und die Organe des Bauchraums vor dem Eindringen schädigender Dinge schützt. Das gilt für Infektionen ebenso wie für unerwünschten Sexualverkehr.

Dementsprechend gehen abwehrende Affekte mannigfacher Art, u. a. auch Ekelgefühle, häufig mit einer Kontraktion des Beckenbodens einher, wie ein jeder an sich selber leicht beobachten kann.

Der Beckenboden hat gleichzeitig aber auch die entgegengesetzte Funktion, bei Miktion, Defäkation und Geburt die entsprechenden Objekte austreten und beim Koitus den Penis eindringen zu lassen. Dazu muß der Beckenboden in einer kontrollierten und abgestuften Art und Weise erschlaffen können. Er muß dabei zu einem sich ständig ändernden Gleichgewicht zwischen anspannenden und entspannenden, zwischen austreibenden und zurückhaltenden Kräften beitragen. Auch diese biologische Funktion des Beckenbodens geht mit einem entsprechenden psychischen Erleben einher.

Schließlich hat der Beckenboden auch die physiologische Funktion einer Interaktionszone, insbesondere beim Geschlechtsverkehr, wovon noch die Rede sein wird.

Zur Affektphysiologie des Beckenbodens

Geschlechtsverkehr, Rückhalten der Leibesfrucht während der Schwangerschaft, Geburt, Miktion und Defäkation gehen also mit spezifischen physiologischen Funktionen des Beckenbodens einher, und sie sind gleichzeitig, wie gerade angedeutet, mit einem spezifischen affektiven Erleben und damit auch mit einer spezifischen Affektphysiologie verbunden. Darüber hinaus können aber viele andere Affekte die autochthone Physiologie des Beckenbodens überlagern und modifizieren und dabei gegebenenfalls auch zur Ausbildung einer psychosomatischen Symptomatik beitragen, in die der Beckenboden mit einbezogen ist.

Von der genitalen Lust und der *Lustphysiologie* wird gleich ausführlicher die Rede sein. Aber auch *zärtliche Affekte* ohne genitale Beteiligung können zu einer Tonusverminderung am Beckenboden führen, die mitunter gleichzeitig mit angeregter Anspannung einhergeht. Es sei jedoch erneut auf die Lückenhaftigkeit unseres Wissens über die Affektphysiologie hingewiesen. Davon zu unterscheiden sind Afekte der *Gelassenheit* und der *Hingabe,* auf die beim Thema der Miktion näher eingegangen werden soll. Die *retentiven Affekte*, die mit der autochthonen Physiologie des Beckenbodens verbunden sind, wurden schon erwähnt. Aber auch retentive Affekte anderer Herkunft – etwa aus Angst oder bei geiziger Verweigerung dem anderen gegenüber – gehen oft mit einer Anspannung der Beckenbodenmuskulatur einher, was ebenfalls bei der Ausbildung von Miktionsstörungen, aber auch von Gebärstörungen eine Rolle spielen kann. Umgekehrt geht der Affekt der *Angst* oft mit einer Verminderung der Sphinkterkontrolle einher: man kann sich vor Angst in die Hosen machen. Auch *aggressive Affekte, Ärger* und *Wut* sind mit Veränderungen der Physiologie des Beckenbodens verbunden: Beim Kampf und in der Einstimmung auf den Kampf hin wird – physiologisch zweckmäßigerweise – der Beckenboden angespannt. Eine ganze Reihe von gynäkologischen Symptomen kommt als Korrelat *depressiver* oder larvierter depressiver Affekte zustande [5]. Auch hier mangelt es jedoch leider an eingehenderer affektneurologischer Forschung. Zwar gehen depressive Affekte mit einer Verminderung von Muskeltonus und Bewegung einher, aber wir wissen nicht, inwieweit das auch die Physiologie des Beckenbodens beeinflußt. Dagegen dürfte die oft mit einer Depression verbundene Verstopfung auf eine retentive Tätigkeit des Beckenbodens schließen lassen.

Eine große Anzahl von unterschiedlichen Affekten, die außerdem noch aus den unterschiedlichsten interpersonalen Interaktionen stammen können, kann also die Physiologie des Beckenbodens beeinflussen und unter bestimmten Voraussetzungen zu einer psychosomatischen Symptomatik führen, in die der Beckenboden mit einbezogen ist.

Geburtshilfliche Symptomatik als Folge gestörten Gebärverhaltens

Die früher mehr an der Geburtsmechanik orientierte Geburtshilfe hat inzwischen erkannt, daß Innervation und Zusammenspiel der austreibenden und zurückhaltenden Strukturen auch von den während der Geburt wirksamen Affekten und Impulsen abhängt. Es gibt normales und pathologisches Gebärverhalten. Die geburtshilflichen Situationen, die den Geburtshelfer zum Eingreifen veranlassen, sind nicht selten Korrelat oder Folge eines pathologischen Gebärverhaltens. Das einerseits gestörte und andererseits funktionelle Gebärstörungen verursachende Gebärverhalten ist aber keineswegs immer direktes Korrelat zu Angst, wie es dem allgemein anerkannten Begriff des Angst-Spannungs-Schmerz-Syndroms entsprechen würde. Vielmehr kann das gestörte Gebärverhalten auch Korrelat einer Vielzahl anderer Affekte sein, die oft, aber nicht immer, sekundär zu Angst auftreten bzw. Angst abwehren sollen. In einer gesonderten Arbeit [1] ist beschrieben worden, wie retentives Gebärverhalten, ärgerliches, perfektionistisches, kontaktarmes, ratloses, inaktives oder planloses Gebärverhalten zu jeweils unterschiedlichen Gebärstörungen führen kann, wobei das jeweilige Verhalten des Beckenbodens entscheidend ist. In praktischer Hinsicht erleichtert die Kenntnis dieser Affektkonstellationen ein präventives Verhalten des Geburtshelfers.

Miktionsstörungen und Affektphysiologie am Beckenboden

Die eingangs erwähnten Fälle weisen darauf hin, daß Affekte einen modifizierenden und bisweilen auch pathogenen Einfluß auf die Miktion ausüben können. In früheren Arbeiten [2, 3] habe ich beschrieben, wie eine Reihe von Affektkonstellationen zu Miktionsstörungen führen kann, wobei auch die Physiologie des Beckenbodens in die Pathogenese des Symptoms mit einbezogen sein dürfte: Harninkontinenz bei Hemmung der Hingabefähigkeit; Harninkontinenz bei gehemmten Affekten von Ärger und Wut; Harninkontinenz ohne Organbefund bei verleugneter Depression und Harnverhalten bei retentiven Impulsen. Nur einige klinische Bilder sollen etwas eingehender aufgegriffen werden.

Physiologischerweise geht die Miktion bei Mann und Frau mit unterschiedlichem affektivem Erleben einher. Dabei spielt der Beckenboden eine entscheidende Rolle. Der Mann muß beim Wasserlassen stehen und pressen und eine etwas stärkere Aktivität aufbringen. Die Frau läßt es einfach fließen, gibt sich dem Prozeß hin und läßt sich verströmen, ohne dabei sonderlich pressen oder sich anstrengen zu müssen. Man darf die Frage stellen, ob die Gelassenheit, welche ja so wichtig ist, wenn es darum geht, ein Kind groß zu ziehen, hier nicht eine gewisse biologisch bedingte Vorerfahrung und Bahnung findet. Auch kann man in der unterschiedlichen Art des Urinierens bei Mann und Frau eine gewisse biologisch begründete Vorbedingung dafür sehen, daß die Kultur entsprechende unterschiedliche Bilder der Männlichkeit und Weiblichkeit entwickelt hat.

Bei einer Untergruppe der Frauen mit Harninkontinenz ohne Organbefund findet sich nun im psychischen Befund eine Hemmung im Bereich der Hingabefähigkeit. Diese Frauen können sich der jeweiligen zwischenmenschlichen Situation, der jeweiligen Aufgabe, Beschäftigung oder Stimmung, mit der sie es zu tun haben, nicht überlassen. Entsprechend klagen sie oft über körperliche und psychische Verspannung, in die der Beckenboden mit einbegriffen ist. In Situationen, in denen trotz ihrer Hemmung der Hingabefähigkeit dennoch Hingabeimpulse mobilisiert werden, kommt es nicht selten zum Abgang von Urin. Diese Frauen können Hingabe aus psychischer Hemmung heraus nicht zulassen und erleben; der Körper aber agiert auf die mobilisierten Hingabeimpulse dennoch per Symptom des Sichverströmens. So erklären sich auch manche Fälle von Urinabgang bei besonders ergreifenden Erlebnissen, z. B. bei der nächtlichen Weihnachtsmesse oder beim Geschlechtsverkehr. Interessanterweise finden sich bei Harninkontinenz infolge Hemmung der Hingabefähigkeit öfter Begleitsymptome wie Neigung zum Kollabieren, Schwindelgefühl, Schlafstörungen, Behinderung der sexuellen Erlebnisfähigkeit.

Unter Reizblase werden in der gynäkologisch-urologischen Literatur mitunter recht unterschiedliche klinische Zusammenhänge verstanden. In manchen

Fällen, wie z. B. auch in dem eingangs geschilderten Fall, können muskuläre Anspannungen des Beckenbodens, die aus unterschiedlichsten Affektkonstellationen stammen mögen, eine Rolle spielen.

Bei unserem ungenügenden Wissensstand über die Affektphysiologie kann nicht mit Sicherheit ausgesagt werden, inwieweit auch Angst und ängstliche Besorgtheit, die mit Urinverlust einhergehen können, eine Beziehung zur Physiologie des Beckenbodens haben. In diesen Zusammenhang gehört ein weiterer Unterschied in der Psychologie der Miktion von Mann und Frau. Der Mann kann sich notfalls einfach an einen Baum stellen. Aus soziokulturellen Gründen kann die Frau sich aber nicht einfach hinsetzen, wo sie will; sie braucht immer eine Toilette. Das macht Abhängigkeit und Angst. Aus Ängstlichkeit meint sie, überall, wo sich eine Gelegenheit dazu bietet, schnell zur Toilette gehen zu müssen.

Abweichend vom Thema Beckenboden sei darauf hingewiesen, daß die anatomischen Strukturen von Harnwulst, Harnröhre und Harnblase eng in die Lustphysiologie der Frau einbezogen sind, mitunter sogar in ausgeprägter Weise. So ist es verständlich, daß es unter dem Einfluß der Lustphysiologie zu einer Vielzahl von Miktionsstörungen kommen kann, die als urethral-erotisches Syndrom zusammengefaßt werden können [4].

Sexuelle Affekte und Beckenboden

Der Beckenboden ist in die Physiologie des sexuellen Verhaltens und Erlebens mit einbezogen. Der Beckenboden läßt eintreten, empfängt, was mit lustvollen Gefühlen, umgekehrt aber auch mit abwehrenden Gefühlen einhergehen kann. Wenn beim Sexualverkehr der Beckenboden nachgeben kann, wird sowohl bei der Frau als auch beim Mann ein differenzierteres Lusterleben möglich. Andererseits spielen bei der sexuellen Lust auch Kontraktionen des Beckenbodens eine wichtige Rolle. Beobachtungen zeigen, daß die Stärke dieser Kontraktionen das Ausmaß orgastischen Erlebens beeinflussen kann. Die Fähigkeit zu sexueller Gestimmtheit, Erregbarkeit und Erlebensfähigkeit wird gefördert, wenn die Sensationen am Beckenboden eine habituelle Aufmerksamkeitszuwendung erfahren und einen Stellenwert im bewußtseinsnahen Körpererleben haben.

Nicht selten spielt der Beckenboden bei verborgener Masturbation der Frau eine Rolle. Im Gehen, im Sitzen, beim Anstehen im Geschäft kann die Frau durch wiederholtes Zusammenkneifen des Beckenbodens sexuelle Erregung und auch sexuelle Befriedigung erreichen. Niemand der Anwesenden bemerkt etwas, und auch die betroffene Frau selber mag es nicht als Selbstbefriedigung einstufen.

Auch für das Erleben von Lust gilt, daß die autochthone Physiologie von andersartigen Affekten modifiziert werden kann. Sexuelles Erleben kann z. B. mit ärgerlichen und aggressiven Affekten einhergehen. Beim Kampf und in der Einstimmung auf einen Kampf hin wird aber physiologisch zweckmäßigerweise der Beckenboden angespannt, was natürlich das Gegenteil jener Aufmerksamkeitszuwendung zum Beckenboden ist, welche einer sexuellen Gestimmtheit förderlich ist. Dennoch kann es in aggressiver Anspannung und bei angespanntem Beckenboden sehr wohl zum Orgasmus kommen, kaum aber zum Erleben hingabevollen Liebens.

Einem *Vaginismus* können Haß auf den Mann und aktiv kämpferische aggressive Impulse zugrunde liegen. Es kann sich aber auch um eher defensiv abwehrende aggressive Impulse handeln. Letztere wiederum können aus unterschiedlichen Quellen resultieren, z.B. aus Angst vor einer liebevollen Beziehung, aus Angst vor Konzeption oder aus Angst, die auf eigener aggressiver Gehemmtheit und damit auf dem Gefühl der Wehr- und Schutzlosigkeit beruht.

Musaph [6] hebt hervor, daß neben den Fällen von vollausgeprägter vaginistischer Symptomatik auch eine abgestufte Reihe von leichteren Fällen unterschieden werden sollte. Klinisch diagnostiziert wird meist nur eine ausgeprägte Symptomatik. Leichtere Grade werden oft von der Frau selber nicht als Vaginismus eingestuft. Unglücklicherweise entziehen sie sich daher meist einer ärztlichen Behandlung. Bei leichteren Formen des Vaginismus ist die Fähigkeit zum Orgasmus nicht selten mehr oder weniger erhalten.

In der Literatur wird kaum erwähnt, daß es auch beim Mann ein kontraktives Verhalten des Beckenbodens geben kann, welches dem Vaginismus der Frau entspricht.

Bisweilen klagen die Frauen über die Symptomatik einer *weiten Scheide*. Dabei klafft der Beckenboden während des Geschlechtsverkehrs weit auseinander, ohne daß es zu den mit sexueller Befriedigung einhergehenden Kontraktionen des Beckenbodens kommt. Das beruht darauf, daß die Lustphysiologie zwar in Gang kommt, aber nicht bis zum Ende abgeführt werden kann; entweder wegen einer sexuellen Gehemmtheit der Frau oder wegen Psychopathologie des Mannes. In einigen Fällen von weiter Scheide mag es sich bei dem Verhalten des Beckenbodens auch um ein Angstkorrelat handeln. Auf Angst und Schreck mag es z.B. beruhen, wenn es bei Vergewaltigung unter Anwendung grober Kraft nicht zu einem Vaginismus, sondern umgekehrt zu einer weiten aufnahmebereiten Scheide kommt.

Wenn sich bei einer digitalen rektalen Untersuchung der *Sphinkter ani* bereitwillig öffnet, statt die übliche abwehrende Kontraktion zu zeigen, liegt ein Phänomen vor, das einer weiten Scheide vergleichbar ist. Dieser Befund läßt darauf schließen, daß hier Analverkehr durchgeführt wird. Diagnostisch ist dieser Befund insbesondere bei Kindern wichtig, denn er stellt einen Hinweis auf sexuellen Mißbrauch des Kindes dar.

Obgleich wir durch die Arbeiten von Masters und Johnson verhältnismäßig viel über die körperlichen Vorgänge der Lustphysiologie wissen, sind wir auch hier über die Funktion des Beckenbodens noch nicht hinreichend informiert. Detailliertere physiologische Forschung könnte auch hier dazu beitragen, die klinischen Phänomene und die Pathologie besser erkennen, verstehen und behandeln zu können.

Schließlich sei noch darauf hingewiesen, daß der Beckenboden auch in internistischer psychosomatischer Symptomatik eine Rolle spielen kann. Andeutungsweise seien manche Formen von Obstipation oder von Verlust der Stuhlkontrolle erwähnt. H.G. Bender hat in der Diskussion konkreter klinischer Fälle wiederholt die Frage aufgeworfen, ob nicht die dort vorliegenden Unterleibsschmerzen auf orthopädische Veränderungen in der LWS zurückzuführen seien. Umgekehrt stellt sich aber auch die Frage, inwieweit evtl. Schmerzen im internistischen und orthopädischen Bereich auf Kontraktionen im Bereich des Beckenbodens zurückzuführen seien.

Aufmerksamkeitszuwendungen und übende Verfahren

Im Bereich des Beckenbodens finden viele physiologische und affektphysiologische Innervationen und Bewegungen statt. Diese Lebensregungen gehen aber kaum in das bewußte Erleben und Denken des Individuums ein. Sie bleiben schon allein deshalb weitgehend unbewußt, weil im Körperbild des Individuums ein Beckenboden, auf den körperliche Sensationen bezogen werden könnten, kaum einen Raum einnimmt. Der durchschnittliche Laie würde kaum wissen, was mit einem Wort wie Beckenboden gemeint ist. Diese Lücke im Körperbild und die Unbewußtheit für die Lebensvorgänge im Bereich des Beckenbodens dürften weitgehend darauf zurückzuführen sein, daß die Ausscheidungsvorgänge und der Geschlechtsverkehr von Schamgefühlen und Tabus begleitet sind.

Unbewußt gehaltene Inhalte sind aber um so anfälliger für psychopathologische Entwicklungen und damit auch für die Ausbildung einer psychosomatischen Symptomatik. So ist es kein Zufall, wenn die Gynäkologie aus der praktischen Erfahrung heraus dazu übergegangen ist, in drei Bereichen therapeutische Beckenbodenübungen zu entwickeln.

Die von Read und Velvovski eingeführten Kurse zur Geburtsvorbereitung haben eine universale Verbreitung gefunden. In diesen Kursen spielen Beckenbodenübungen eine wesentliche Rolle.

Bei manchen Formen von Miktionsstörungen führen Beckenbodenübungen zu einer Verbesserung der Fähigkeit, die Harnkontrolle aufrecht zu erhalten.

Auch bei einem Teil der übenden Verfahren, die im sexualmedizinischen Bereich entwickelt worden sind, um die sexuelle Erlebnisfähigkeit wiederherzustellen, stehen Beckenbodenübungen im Vordergrund. Die Variationsbreite ist groß. Unter anderem werden Beckenbodenmassagen angewendet, um Frauen mit Vaginismus zu behandeln. Manche volksmedizinischen Überlieferungen und Praktiken gehören hierher.

Die einen meinen, der therapeutische Nutzen liege darin, daß die körperlichen Übungen selber die Fitneß- und Kontraktionsfähigkeit des muskulären Organs Beckenboden stärken und damit die Orgasmusfähigkeit erhöhen. Andere meinen, die belebende Wirkung käme im wesentlichen durch die vermehrte Aufmerksamkeitszuwendung zur Beckenbodenregion zustande. Wiederum andere meinen, bei diesen Übungen handelte es sich eigentlich nur um eine direkte sexuelle Stimulierung, die die pathologische Gehemmtheit der Erlebnisfähigkeit für Lust und Liebe überspringen und zu einer sexuellen Gestimmtheit hinführen soll; dadurch aber würden die zugrundeliegenden Konflikte überdeckt, wodurch die eigentlichen therapeutischen Möglichkeiten verpaßt würden.

Hier sei nebenbei auf einen weiteren psychologischen Unterschied zwischen Mann und Frau hingewiesen. Es wurde oben eine weitgehende Unbewußtheit für die psychophysischen Lebensregungen im Bereich des Beckenbodens beschrieben, was zu einer gewissen Verarmung des Lebens beiträgt und einer einseitig vergeistigten Einstellung Vorschub leistet. Bei der Frau sind jedoch die anatomischen Strukturen und die physiologischen Vorgänge am muskulären Organ Beckenboden und erst recht in der gesamten Beckenbodenregion mannigfaltiger als beim Mann. Dadurch ist auch ihre Wahrnehmung von Sensationen, einschließlich begleitender Emotionen und Phantasien nicht selten reichhaltiger, als es für viele Männer gilt. Kurzum, der Beckenboden ist bei der Frau nicht selten mit mehr Psychologie verbunden als für viele Männer.

Zielrichtung weiterer Forschung

Zusammenfassend sei wiederholt: Die körperliche Befindlichkeit des einen löst körperliche Befindlichkeiten und Funktionen beim anderen aus, was wiederum Rückwirkungen auf den ersten hat. Die Lücken in unserem Wissen über interpersonale Physiologie und über die interpersonale Verursachung psychosomatischer Störungen machen weitere Forschungen erforderlich, die über die jetzige tiefenpsychologisch orientierte Forschung hinaus geht.

Optimale Voraussetzungen dafür wären gegeben, wenn an einer geburtshilflich-gynäkologischen Klinik ein Dreierteam von neurologisch orientiertem Gynäkologen, analytisch orientiertem Psychosomatiker und apparativ untersuchendem Neurophysiologen zusammenarbeiten würden.

Weitere Grundlagenforschung ist nötig zur nervösen Steuerung der gynäkologischen Organe und Funktionen einschließlich ihrer pathologischen Abweichungen und ihres nervös gesteuerten Zusammenspiels mit anderen Organen. Diese kann aber wahrscheinlich nicht mit der klassischen neuroanatomischen Methodik vorgenommen werden. Die anatomischen Verhältnisse dürften am ehesten deutlich werden, wenn durch genaue Anamnesen- und Befunderhebung gewisse Funktionszusammenhänge eruiert werden, die dann erst in einem zweiten Schritt auch anatomisch und physiologisch-experimentell überprüft werden. Von einem neurologisch vorgebildeten und interessierten Gynäkologen, der während seiner klinischen Arbeit den geistigen Blick auch auf die nervösen Zusammenhänge richtet, wären neue Einsichten zu erwarten.

Der analytisch orientierte Psychosomatiker könnte durch seine Befunderhebung, welche die gegenwärtige Übertragungsreaktion einschließlich des relevanten Affekts betrifft, angeben, welche psychischen Kräfte den Körper bewegen und in die Symptombildung einmünden. In therapeutischer Hinsicht – also unter einem anderen Gesichtspunkt – geht es auch um die Frage, welche psychische Konstellation dazu geführt hat, daß der betreffende krankmachende Affekt mobilisiert wird, und um die weitere Frage, welche psychische Konstellation dazu führt, daß der betreffende Affekt überhaupt erst krankmachend wird.

Die Diskussion zwischen dem neurologisch orientierten Gynäkologen und dem analytisch orientierten Psychotherapeuten könnte erweiterte Einsichten darüber bringen, welche Affekte und welche Affektkonstellationen die gynäkologischen Funktionen auf welche Art und Weise beeinflussen.

Boden [7] hat an der Düsseldorfer Frauenklinik gezeigt, wie gynäkologische Funktionszusammenhänge mittels neurophysiologischer Methoden überprüft werden können. Mit einer einfachen Methodik hat er untersucht, an welcher Stelle des Uterus die nervöse Erregung für die Wehentätigkeit einsetzt, welche unterschiedlichen Ausbreitungsmuster der nervösen Erregung und welche pathologischen Abweichungen der Erregungsausbreitung zu beobachten sind. Gerade auch die Ergebnisse einer gynäkologischen Neurologie und gynäkologischen Affektphysiologie, die von einer Zusammenarbeit zwischen neurologisch orientiertem Gynäkologen und analytisch orientiertem Psychosomatiker zu erwarten wären, würden eine Zusammenarbeit mit dem Neurophysiologen nahe legen.

Weitere Forschung auf dem Gebiet der Affektphysiologie würde übrigens auf einigen Gebieten zu einer etwas veränderten nosologischen Einteilung führen. Dies gilt, wie oben bereits angeführt, sicherlich für Teile der gynäkologischen Urologie, für funktionelle Gebärstörungen und funktionelle Sexualstörungen, wahrscheinlich aber auch für das Gebiet der Unterleibsschmerzen ohne Organbefund.

Erweiterung der Thematik

Der wissenschaftlich orientierte Mediziner versteht unter dem Begriff Beckenboden eine muskuläre Funktionseinheit, und vom Aufgabenbereich des Gynäkologen her gesehen, ist die Einschränkung der Thematik auf dieses begrenzte Organsystem angebracht und nützlich. Der Laie aber und die Patientin verstehen unter demselben Wort Beckenboden etwas ganz anderes. Für diese ist der Beckenboden eine Region des Körpers, ein Empfindens-, Erlebens- und Vorstellungsfeld, auf welches Phantasien und emotionale Reaktionen gerichtet sind; ein Beziehungs- und Interaktionsfeld, das in Beziehung zu anderen Menschen steht, außerdem eine Region, welche Zuwendung, Pflege und Körperhygiene verlangt. Der Beckenboden in diesem Sinne des Wortes hat also einen Stellenwert innerhalb eines sehr viel weiteren psychologischen Rahmens und damit potenziell auch einen Stellenwert innerhalb einer sehr viel weiter reichenden psychoneurotischen und psychosomatischen Symptombildung. Das muskuläre Organ Beckenboden ist im wesentlichen Ort solcher psychosomatischer Symptome, die als Affektkorrelat zustandekommen. Das Vorstellungsfeld Beckenboden kann aber Ort vieler andersartiger psychoneurotischer und psychosomatischer Symptome werden, die als Ausdruck von Bild und konflikthaften Vorstellungen zustandekommen. Eine detaillierte Darstellung dieser Zusammenhänge würde aber die Thematik des vorliegenden Buches überschreiten.

Literatur

1. Molinski H (1975) Geburtshilfliche Symptomatik als Folge gestörten Gebärverhaltens. Z Geburtsh Perinatol 179:199–201
2. Molinski H (1990) Psychosomatische Aspekte der gynäkologischen Urologie. In: Gutartige gynäkologische Erkrankungen II. Urban & Schwarzenberg, München, S 99–103
3. Molinski H (1983) Zur Psychosomatik von Blasenentleerungsstörungen. In: Petri AE (Hrsg) Gynäkologische Urologie. Thieme, Stuttgart, S 221–226
4. Molinski H (1983) Das urethral-erotische Syndrom. In: Jürgensen O, Richter D (Hrsg) Psychosomatische Probleme in der Gynäkologie und Geburtshilfe. Springer, Berlin Heidelberg New York, S 84–93
5. Molinski H (1978) Larvierte Depression in Geburtshilfe und Gynäkologie. Geburtsh Frauenheilkd 3:199–202
6. Musaph H (1991) Classification of primary functional vaginism. In Druck
7. Boden W (1969) Die funktionellen Dystokien. Enke, Stuttgart

Sachverzeichnis

abdominale Sakropexie 74, 75
Affektphysiologie 127–130
Amniondruck 111–113, 116–121
Analreflex 37
Androgene 26, 30, 32
   myotrope Effekte 30

Beckenboden-EMG 40, 54, 102, 103
Beckenviszerographie 40, 66, 97, 99, 103
bildgebende Verfahren in der Beckenbodendiagnostik 40
Blase 18
   Funktionsstörungen 35–38, 40
Blasenboden, Senkung 19
Blasenhals
   Beobachtung 44
   Deszensusformen 42
   Mobilität 46
   Rotation 45
Blasenviszerographie 42
Bonney-Probe 35, 36
Bulbocavernosusreflex 38
Bulbospongiosusreflex 37
Burch, Kolposuspension 63, 64, 66

Centrum tendineum 13
Colporrhaphia
   anterior 55–57
   posterior 59

Darm, Funktionsstörungen 35–38
Deszensus, s. Senkungen
Detrusor-Sphinkter-Dyssynergie 40
Diabetes mellitus 32
Diagnostik der Beckenbodenanatomie/-funktion 35
Diaphragma pelvis, s. auch M. levator ani 9–11, 97

Diaphragma urogenitale 3, 4, 8–11, 13, 97
   isometrische Trainingsbehandlung 53

Elongatio colli uteri 22
Enterozele 22, 36, 59, 64, 66, 72, 76
Evolution 1–3
Exenteration 86–89, 91, 94

Fascia diaphragmatis urogenitalis superior 8, 18, 19
Fascia diaphragmatis urogenitalis inferior 8, 19
Fascia pelvis viszeralis 8, 18, 20

Gebärverhalten, gestörtes 130
Geburt
   Einfluß auf Beckenbodenfunktion 97–107
   Kopfbelastung des Feten 109–124
Geburtskanallinie 5, 7
Geburtsmechanik 109, 110
Gestagene 26
Green, Deszensusformen 42

Harnableitung, rekonstruktive Operationen 91, 94
Harninkontinenz 7, 36
   Beschwerdebild 49, 50
   Differentialdiagnose 50
   larvierte 56
   ohne Organbefund 131
   psychosomatische Aspekte 126
   in der Schwangerschaft 104–107
   Therapieprinzipien 49–70
Harnröhre 18, 19
Hiatus genitalis 7, 10
Hormone 25–32

Hyperthyreose 31
Hypothyreose 31

Innervation 37
　des Beckenboden 37, 104
　des Genitalbereiches 37, 38
　des Unterbauches 37, 38
interpersonale
　Physiologie 128
　Psychologie 127, 128
i.v.-Urogramm 40, 41

Kernspintomographie, Beckenboden 40, 46, 47
Kolpektomie 71
Kolpohysterektomie 71
Kolpoperineoplastik, s. Colporrhaphia posterior
Kolporektosakropexie 79
Kolposakropexie 71
Kolposuspension 61–64, 66
Kontinenz, Physiologie 51
Kopfdruck, mittlerer 112–122
Kortikoide 26, 31, 32

laterales Zystourethrogramm 40–43
Levatorplastik, ventrale 57, 58
Lig. praeurethrale 11
Lig. pubourethrale 19
Lig. puboversicale 16, 19
Lig. rectouterinum 16
Lig. sacrospinale 76–78
Lig. sacrouterinum 16
Lig. vesiconterinum 16
Lymphozele 84, 85

M. bulbocavernosus 12, 13, 35
M. coccygens 10, 35
M. iliococcygens 10, 35, 97
M. ischiocavernosus 12, 13, 35
M. levator ani 3, 8–10, 13, 35, 97
　Defekte 38
　isometrische Trainingsbehandlung 53
　Prüfung 38, 39, 101
M. pubococcygens 3, 10, 35, 97
　Kernspintomographie 46, 47
　Kontraktionsfähigkeit 39
　Palpation 39
M. puborectalis 9, 10, 97
M. sphincter ani externus 12, 13
　Prüfung 39
　Tonus 37, 38
M. sphincter urethrae 18, 19
　Darstellung 44
　EMG 40
M. transversus perinei profundus 8, 10–13, 18, 19, 97
M. transversus perinei superficialis 8, 11, 12, 35, 97
Magnetresonanzuntersuchung 102
Marshall-Marchetti-Probe 35, 36
McCall-Naht 79
Miktionszystourethrogramm 40–43

N. pudendus 11, 13
Nadelsuspension 62

Östrogenbehandlung 28
Östrogene 26–28
　anorektale Sphinktermuskulatur 29
　Gravidität 30, 32, 105
　Kollagensynthese 29
　Muskeltonus 29
Östrogenmangel 28, 32
Östrogenrezeptoren 28, 29

Palpation des Beckenbodens 38, 39, 101, 102
Parakolpium 15, 16, 18
Parametrium 15, 16, 18
Paraproktium 15, 16, 18
Parazystium 15, 16, 18
Pelvinum subserosum 13, 15, 17, 18
Peptidhormone 26
Perineometer 103
Plexus pudendus 10
Plexus sacralis 37
Progesteronrezeptoren 28, 29
Prolaps 21, 22, 53
　primärer 50, 51
　sekundärer 51
　des Uterus 22
psychosomatische Aspekte 125–137
Pubococcygensplastik 58

radiologische Methoden 40, 41
Reflexlatenzzeit, sacrale 40
Reithosenanästhesie 38
Reizblase 131, 132
Rektosigmoidresektion 94, 95

Sachverzeichnis

Rektrozele 22, 36, 37, 39, 59, 64, 66, 77, 85

Scheidenblindsackprolaps 22, 71–79
  Grade 72
  Operationen 65, 66
  Prävention 78, 79
Scheidenplastik, s. Colporrhaphia
Schilddrüsenhormone 26, 31, 32
Schließmuskel 9, 12, 13
Schlingenoperationen 59–61
Schwangerschaft 30
  Harninkontinenz 104–107
Senkungen 20–22, 28, 35–37, 42
  Beschwerdebilder 49, 50
  des Blasenhalses 42
  konservative Therapie 54
  Operationsverfahren 55–66
  Pathophysiologie 50
  primäre 50, 51
  Quetschhahnphänomen 56
  der Vagina 51
Sensibilität 37
  Genitalbereich 37
  Damm 37, 38
  Oberschenkel 37
Septum
  supravaginale 18
  vesicocervicale 18
  vesicouterinum 18
sexuelle Aspekte 132, 133
Sonographie
  in der Beckenbodendiagnostik 40, 43–47
  Introitussonographie 40, 45–47
  transrektale Endosonographie 40, 43–45
  transvaginale Endosonographie 43, 103
Spatium
  pararectale 18
  paravaginale 18
  paravesicale 18
  subperitoneale 15
  rectovaginale 18
  vesicovaginale 18, 19
Spekulumeinstellung 35, 36
Sphinkter urogenitalis 13, 19

Steroidhormone 25
Streßharninkontinenz 22, 36
  Beobachtung des Blasenhalses 44
  Beschwerdebilder 49, 50
  Krankengymnastik 53, 54
  Pathophysiologie 51, 52
  psychosomatische Aspekte 126
  in der Schwangerschaft 105–107
Streßtest 35, 36
Suburethralwinkel 36
Squeeze pressure 29
Squeeze-Test 104

Tokometrie 110, 111

Untersuchungen
  klinische 35–40
  neurologische 36–38
Urethra, s. Harnröhre
  hypotone 52, 55, 56
Urethradruck 51–53, 55, 104, 105
urethrovesikaler Winkel, Rekonstruktion 57
Urethrozele 22, 36
Urgeinkontinenz 52
  postoperative 60
Uterus 20
  Deszensus 21, 22
Uterusprolaps 21, 22
  Blasenentleerung 36

Vaginaefixatio sacrospinalis vaginalis 65, 66, 71, 73, 75–78
Vaginalstumpfprolaps, s. auch Scheidenblindsackprolaps 71–79
vaginale Koni 103
Vaginismus 133, 134
vesikourethraler Reflex 41
Videourodynamik 40, 43
Vulva, Inspektion 35, 36
Vulvektomie 85

Wertheim-Meigs-Operation 83, 84

Zystourethralwinkel, s. Suburethralwinkel
Zystozele 22, 36, 37, 76
  Quetschhahnphänomen 56

B. Warkentin, Lörrach

Die Evolution der menschlichen Geburt

Medizinische, biologische und anthropologische Aspekte

Mit einem Geleitwort von H. G. Hillemanns

1991. XIV, 125 S. 19 Abb. 2 Tab. Brosch. DM 68,–
ISBN 3-540-53936-0

Das Buch beschäftigt sich vor dem Hintergrund der biologischen Evolution mit den Risiken der menschlichen Geburt. Es wird gezeigt, welche Bedeutung die Geburt für die Entwicklung des Menschen und seiner geistigen Fähigkeiten hat. Dabei finden auch Phänomene wie die Begrenzung der weiblichen Fruchtbarkeitsphase und die psychophysische Akzeleration eine Erklärung. Die moderne Geburtshilfe hat wesentlich dazu beigetragen, daß immer größere Kinder geboren werden können. Innerhalb weniger Generationen konnten sich so genetische Anlagen ausbreiten, die sich früher aufgrund des Mißverhältnisses von Geburtskanal and kindlichem Kopfumfang selbst eliminiert haben. Dennoch bleibt der Mensch als biologisches Wesen evolutionären Gesetzmäßigkeiten unterworfen.

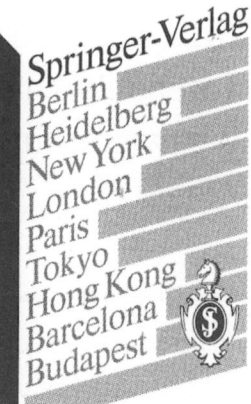

Springer-Verlag
Berlin
Heidelberg
New York
London
Paris
Tokyo
Hong Kong
Barcelona
Budapest

A. Schneider, Universität Ulm

Geburtshilfefibel

Co-Autoren: **G. Schlunck, V. Sieber**
Unter Mitarbeit zahlreicher Fachwissenschaftler

1991. XII, 348 S. 39 Abb. 4 Wachstumstabellen.
Brosch. DM 38,– ISBN 3-540-53711-2

Die **Geburtshilfefibel** bietet Hilfe für die praktische Arbeit im Kreißsaal und auf der Wochenstation. Knapp und übersichtlich werden Diagnostik und Überwachung, geburtshilfliche Eingriffe und die Behandlung von Notfällen dargestellt. Der Anhang enthält eine Übersicht über wichtige Pharmaka sowie Flußdiagramme für die Lösung besonderer Problemstellungen.

Hebammen, Ärztinnen und Ärzte erhalten mit diesem Taschenbuch einen handlichen Wegweiser für den klinischen Alltag.

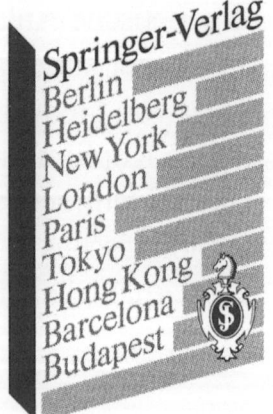

Preisänderungen vorbehalten.

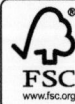

MIX
Papier aus verantwortungsvollen Quellen
Paper from responsible sources
FSC® C105338

If you have any concerns about our products,
you can contact us on
ProductSafety@springernature.com

In case Publisher is established outside the EU,
the EU authorized representative is:
**Springer Nature Customer Service Center GmbH
Europaplatz 3, 69115 Heidelberg, Germany**

Printed by Libri Plureos GmbH
in Hamburg, Germany